2021
国家中药监管蓝皮书

国家中药监管蓝皮书编委会　编写

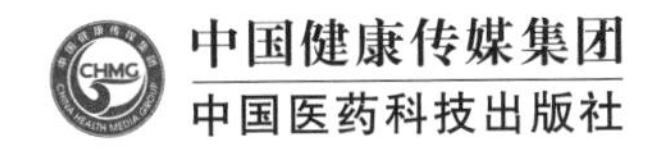

图书在版编目（CIP）数据

2021国家中药监管蓝皮书 / 国家中药监管蓝皮书编委会编写 . — 北京：中国医药科技出版社，2023.7

ISBN 978-7-5214-3921-2

Ⅰ . ①2… Ⅱ . ①国… Ⅲ . ①中药管理—研究报告—中国—2021 Ⅳ . ① R288

中国国家版本馆CIP数据核字（2023）第089503号

出版 **中国健康传媒集团** | 中国医药科技出版社

地址 北京市海淀区文慧园北路甲22号

邮编 100082

电话 发行：010-62227427 邮购：010-62236938

网址 www.cmstp.com

规格 710×1000mm $^{1}/_{16}$

印张 4 $^{3}/_{4}$

字数 56千字

版次 2023年7月第1版

印次 2023年7月第1次印刷

印刷 北京盛通印刷股份有限公司

经销 全国各地新华书店

书号 ISBN 978-7-5214-3921-2

定价 68.00元

获取新书信息、投稿、为图书纠错，请扫码联系我们。

前　言

中药是中华民族的瑰宝，为造福人民健康作出了巨大贡献，特别是新冠疫情暴发以来，中药彰显特色优势，为打赢疫情防控阻击战发挥了重要作用。2021 年，中药传承创新发展实现“十四五”良好开局，中药审评审批制度改革初显成效，中药监管能力和监管水平全面提升，中药行业转型升级加速。

中药传承创新发展是一项系统工程，建立健全符合中药特点的现代监管体系，有助于支持和推动中药传承创新发展，助力中药行业顺利转型升级、迈入高质量发展之路。在此背景下，《2021 国家中药监管蓝皮书》应运而生。在国家药品监督管理局的指导下，《2021 国家中药监管蓝皮书》汇集中药监管权威信息和数据，全面呈现中药科学监管现状，客观展示 2021 年中药产业发展动态。

本书分为中药监管基本情况、中药药品标准管理、中药监管科学、国际交流与合作、中药研发及行业动态等部分。中药监管基本情况部分对我国中药监管体系建设、中药审评审批制度改革助力中药新药研发、激发中药行业创新活力等情况进行总结，以翔实的数据全面分析了我国中药监管对行业发展的引领和促进作用；中药药品标准管理部分介绍了《中华人民共和国药典》中药标准、中成药标准、中药配方颗粒国家药品标准、民族药标准制修订情况，逐步健全完善中药标准体系；中药监管科学部分介绍了自 2019 年以来中药监管科学研究的探索及成果，以及中药监管科学研究基地建设的新进展；国际交流与合作部分介绍了与IRCH、FHH、东盟的交流与合作，以及世界卫生组织传统医药合作中心为全球传统药物的科技发展作出的贡献；中药研发及行业动态部分介绍了中药新药研究的新进展，中成药制造行业、中药饮片加工行业的发展动态以及中药类商品进出口概况。

作为中药监管领域的权威蓝皮书，本书以权威、多维度的数据收集和挖掘，全面展现我国中药监管现状，为深化中药审评审批和监管体制机制改革、增添中药产业发展新动力提供重要参考，对推进新时代中药科学监管、促进中药传承创新发展具有里程碑意义。

国家中药监管蓝皮书编委会

2022年6月

目　录

一、2021 年国家中药监管基本情况

二、中药药品标准管理

三、中药监管科学

四、国际交流与合作

五、中药研发及行业动态

一、2021年国家中药监管基本情况

（一）中药审评审批改革

2020年初，新冠肺炎疫情暴发，中医药在抗击新冠肺炎疫情方面彰显出特色优势，发挥了重要作用。公众对中医药有了新期待，党中央对中药事业提出新要求。2020年6月2日，习近平总书记主持召开专家学者座谈会，充分肯定了中医药在新冠肺炎疫情防控中发挥的作用，要求“改革完善中药审评审批机制，促进中药新药研发和产业发展”。10月29日，党的十九届五中全会审议通过《中共中央关于制定国民经济和社会发展第十四个五年规划和二〇三五年远景目标的建议》，强调要坚持中西医并重，大力发展中医药事业。

为贯彻落实习近平总书记关于中医药的重要指示精神，深入落实中共中央、国务院《关于促进中医药传承创新发展的意见》，国家药品监督管理局（以下简称国家药监局）在深刻总结中药审评审批实践规律和药品审评审批制度改革成果经验的基础上，于2020年12月21日发布《关于促进中药传承创新发展的实施意见》，与《药品注册管理办法》《中药注册分类及申报资料要求》及中药系列技术指导原则等形成各有侧重、有机统一的中药监管政策体系，增添中药产业高质量发展新动力，更好保护和促进公众健康。

目前，中医药事业进入了新的历史发展时期，发展中医药已上升为国家战略，中药事业呈现新的发展格局。

1. 建立符合中药特点的技术评价体系

符合中药特点的审评审批制度是促进中药产业健康发展的制度保障，有利于促进中药新药研发，激发企业创新活力。

为鼓励和引导中药新药的研发创新，2017 年中共中央办公厅、国务院办公厅印发的《关于深化审评审批制度改革鼓励药品医疗器械创新的意见》明确提出支持中药创新的思路和举措，要求建立完善符合中药特点的注册管理制度和技术评价体系，处理好保持中药传统优势与现代药品研发要求的关系。

2019 年 10 月印发的《中共中央 国务院关于促进中医药传承创新发展的意见》，对中医药发展作出战略性部署，其中提出要改革完善中药注册管理。建立健全符合中医药特点的中药安全、疗效评价方法和技术标准。及时完善中药注册分类，制定中药审评审批管理规定，实施基于临床价值的优先审评审批制度。加快构建中医药理论、人用经验和临床试验相结合的中药注册审评证据体系，优化基于古代经典名方、名老中医方、医疗机构制剂等具有人用经验的中药新药审评技术要求，加快中药新药审批。鼓励运用符合产品特点的新技术新工艺以及体现临床应用优势的新剂型等改进已上市中药品种，优化已上市中药变更技术要求。规范和优化医疗机构中药制剂备案管理。国务院中医药主管部门、药品监督管理部门要牵头组织制定古代经典名方目录中收载方剂的关键信息考证意见。

2020 年 6 月，习近平总书记在专家学者座谈会上指出，改革完善中药审评审批机制，促进中药新药研发和产业发展，为新时代中药传承创新发展指明了方向、提供了遵循。

2020 年 9 月，国家药监局印发《中药注册分类及申报资料要求》。对中药注册分类进行了细化，明确中药注册按照中药创新药、中药改良型新药、古代经典名方中药复方制剂、同名同方药等进行分类，其中中药注册分类中的第三类古代经典名方中药复方制剂细分为“3.1 按古代经典名方目录管理的中药复方制剂”（以下简称 3.1 类）及“3.2 其他来源于古代经典名方的中药复方制剂”（以下简称 3.2 类）。3.2 类包括未按古代经典名方目录管理的古代经典名方中药复方制剂和基于古代经典名方加减化裁的中药复方制剂。

2020 年 12 月，国家药监局印发《关于促进中药传承创新发展的实施意见》，其中明确指出，健全符合中药特点的审评审批体系。内容包括：一是改革中药注册分类。尊重中医药特点，遵循中药研制规律，将“安全、有效、质量可控”的药品基本要求与中医药传承创新发展独特的理论体系和实践特点有机结合。根据中药注册产品特性、创新程度和研制实践情况，改革中药注册分类，不再仅以物质基础作为划分注册类别的依据，开辟具有中医药特色的注册申报路径。二是构建“三结合”审评证据体系。进一步重视人用经验对中药安全性、有效性的支持作用，按照中药特点、研发规律和实际，构建中医药理论、人用经验和临床试验相结合的审评证据体系。加强对人用经验的规范收集整理，规范申报资料要求。三是改革完善中药审评审批制度。对临床定位清晰且具有明显临床价值，用于重大疾病、罕见病防治、临床急需而市场短缺或属于儿童用药的中药新药申请实行优先审评审批。对治疗严重危及生命且尚无有效治疗手段的疾病以及国务院卫生健康或中医药主管部门认定为急需的中药，药物临床试验已有数据或高质量中药人用经验证据显示疗效并能预测其临床价值的，可以附条件批准。对突发重大公共卫生事件中应急所需的已上市中药增加功能主治实施特别审批。

2021 年 12 月，国家药监局等 8 部门联合印发《“十四五”国家药品安全及促进高质量发展规划》，明确提出健全符合中药特点的审评审批体系，加强中药监管技术支撑，强化中药质量安全监管，改革创新中药监管政策，促进中药传承创新发展（表 1–1）。

表 1–1　2021 年发布的中药相关政策法规

序号	政策法规名称	发布部门	发布时间	施行时间
1	关于发布《药品上市后变更管理办法（试行）》的公告	国家药监局	2021.01.13	2021.01.13
2	关于结束中药配方颗粒试点工作的公告	国家药监局、国家中医药局、国家卫生健康委、国家医保局	2021.02.10	2021.11.01
3	关于发布《已上市中药变更事项及申报资料要求》的通告	国家药监局	2021.02.23	2021.02.23
4	中药变更受理审查指南（试行）	国家药监局	2021.03.12	2021.03.12
5	关于全面加强药品监管能力建设的实施意见	国务院办公厅	2021.05.10	2021.05.10
6	关于实施中国药品监管科学行动计划第二批重点项目的通知	国家药监局	2021.06.28	2021.06.28
7	关于中药配方颗粒备案工作有关事项的通知	国家药监局	2021.10.29	2021.11.01
8	“十四五”国家药品安全及促进高质量发展规划	国家药监局、国家发展改革委、科学技术部、工业和信息化部、国家卫生健康委、市场监管总局、国家中医药局	2021.12.30	2021.12.30

中药审评审批制度改革持续推进，以临床价值为导向，建立完善符合中药特点的注册管理制度和技术评价体系，中药审评审批流程进一步优化，加强对申请人的注册服务和技术指导，加快促进中药新药研制。

目前，中药审评审批工作整体向好，中药新药申报和审批数量明显增加，审评时限不断缩短，中药传承创新能力显著增强。2021年批准上市中药新药12件，是近5年来获批中药新药最多的一年。已批准的中药创新药在研制过程中均开展了随机、双盲、安慰剂平行对照、多中心临床试验研究，有的中药在开展安慰剂对照的同时，还开展了已上市中药或化学药品作为阳性药平行对照研究。同时，中药新药审批上市的溢出效应已初步显现。

2. 提高中药应急审评能力

新冠肺炎疫情防控期间，遵循“统一指挥、早期介入、随到随评、科学审评”原则，充分发挥中药临床应用形式灵活（可以饮片组方、中成药和医疗机构配置制剂等形式）、辨证论治的优势，加快了“三药三方”的成果转化。

2020年4月12日，基于抗疫临床实践数据，通过应急审评审批将“三药”金花清感颗粒、连花清瘟胶囊（颗粒）、血必净注射液的【功能主治】增加了新冠肺炎适应证相关内容；2021年3月2日，应急批准了“三方”清肺排毒颗粒、化湿败毒颗粒、宣肺败毒颗粒上市用于新冠肺炎治疗，彰显了中国特色的抗疫优势，为坚决打赢新冠肺炎疫情防控阻击战发挥了积极作用。

3. 提高中药质量整体控制

我国已建立适应中药产业发展和监管需求，覆盖中药全生命周期各环节的中药质量安全监管体系，涵盖中药注册审评审批、核查检查、抽样检验、生产流通、不良反应监测、中药品种保护等全链条。不断优化完善中药监管体系和监管法规制度，不断加强中药监管力度，持续开展中药专项整治，依法依规严厉查处中药饮片、中药制剂生产、经营和使用环节违法违规行为，进一步规范了中药生产、经营秩序。

以中医临床为导向，以科学研究为基础，坚持创新思维和整体观，丰富整体评价中药质量的技术手段，不断完善以《中华人民共和国药典》(以下简称《中国药典》)为核心的中药标准体系，提高中药整体质量和安全性控制水平。完善中药材农药残留、重金属限量标准，全面提升中药安全性控制水平。积极完善中药标准体系建设，已组织制定了涵盖中药材、中药饮片、中药配方颗粒、提取物、制剂等类别的中药标准。

近年来，中药质量有了显著提升，中药饮片、中成药的原料药材控制、生产过程和产品质量获得了大幅改进和提高，中药饮片的整体合格率由 2016 年的 77.7% 上升到 2021 年的 98.4%，中成药的整体合格率超过 99%，较好地保证了中医临床用药的安全、有效，尤其是在新冠肺炎等疫情防控工作中，对有效保障中医药疗效发挥了重要作用。

（二）中药注册管理

1. 中药注册申请受理情况

2021 年，受理中药注册申请共 1375 件。以注册申请类别统计，受理中药新药临床试验申请 52 件（包括创新中药 44 件），新药上市许可申请 14 件（包括创新中药 10 件），补充申请 368 件，境外生产药品再注册申请 10 件，直接行政审批 931 件。2017—2021 年中药各类注册申请受理情况详见图 1-1。

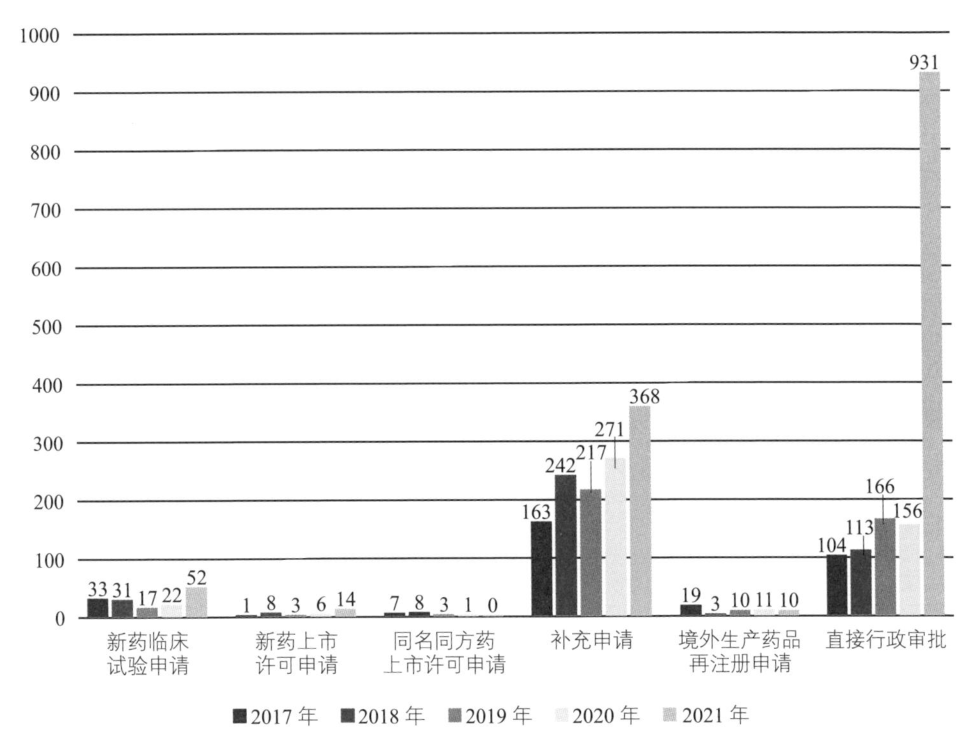

图 1-1　2017—2021 年中药各类注册申请受理情况（件）

2. 中药注册申请审评审批情况

2021 年，完成审评的中药注册申请共 1354 件。以注册申请类别统计，新药临床试验申请 49 件，新药上市许可申请 19 件，同名同方药上市许可申请 3 件，补充申请 362 件，境外生产药品再注册申请 19 件，复审注册申请 4 件，直接行政审批 898 件。2021 年中药各类注册申请审评完成的具体情况详见表 1-2。2017—2021 年中药各类注册申请的审评完成情况详见图 1-2。

表 1-2　2021 年中药各类注册申请审评完成的具体情况

申请类型	完成审评情况（件）			
	批准/建议批准	不批准/建议不批准	其他	合计
新药临床试验申请	34	9	6	49
新药上市许可申请	14	3	2	19
同名同方药上市许可申请	0	1	2	3
补充申请	291	7	64	362
境外生产药品再注册申请	19	0	0	19
复审注册申请	0	3	1	4
直接行政审批	/			898
总计	1354			

注："其他"是指申请人未按规定缴纳费用、撤回申请等原因导致审评审批终止的情形。

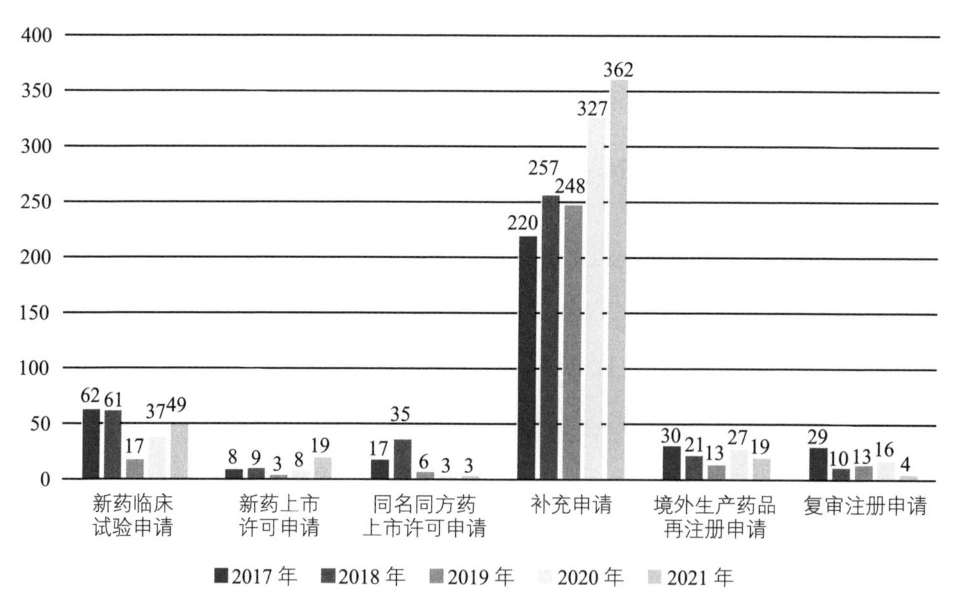

图 1-2　2017—2021 年中药各类注册申请的审评完成情况（件）

新《药品注册管理办法》中明确，建立药品加快上市注册制度，支持以临床价值为导向的药物创新，对符合条件的药品注册申请，申请人可以申请适用突破性治疗药物、附条件批准、优先审评审批及特别审批程序。根据国家药监局药品审评中心（以下简称国家药监局药审中心）优先审评公示信息，阿可拉定软胶囊作为中药创新药被纳入 2021 年优先审评品种公示名单。

3. 2021 年批准上市中药新药概况

近年来，国家药监局全面落实《中共中央 国务院关于促进中医药传承创新发展的意见》，顺应新时代药品监管形势和理念的变化，总结既往中药注册监管经验，优化中药注册分类和申报资料要求，拓宽中药传承创新发展路径，积极构建中医药理论、人用经验、临床试验相结合的审评证据体系，逐步建立完善符合中药特点的技术标准体系，持续推进中药审评审批机制改革。

一系列措施有力有效，最大程度激发并释放了中药创新的活力和潜能，推动产业高质量发展。2021 年获批的 12 种中药新药（表 1–3），包括来源于古代经典名方的中药复方制剂、在临床经验方基础上研制的中药新药复方制剂、在临床经验方、医疗机构制剂基础上研制的中药创新药，相关药品覆盖呼吸系统、消化系统等多个疾病治疗领域，药品上市许可持有人“龙头”“黑马”兼有，中药审评审批制度改革初显成效。

表 1–3　2021 年国家药监局批准上市的中药新药

序号	获批中药新药	适应证
1	清肺排毒颗粒	用于感受寒湿疫毒所致的疫病
2	化湿败毒颗粒	用于湿毒侵肺所致的疫病
3	宣肺败毒颗粒	用于湿毒郁肺所致的疫病
4	益肾养心安神片	可用于失眠症中医辨证属心血亏虚、肾精不足证的治疗

续表

序号	获批中药新药	适应证
5	益气通窍丸	可用于季节性过敏性鼻炎中医辨证属肺脾气虚证的治疗
6	银翘清热片	可用于外感风热型普通感冒的治疗
7	玄七健骨片	可用于轻中度膝骨关节炎中医辨证属筋脉瘀滞证的治疗
8	芪蛭益肾胶囊	可用于早期糖尿病肾病气阴两虚证的治疗
9	坤心宁颗粒	可用于女性更年期综合征中医辨证属肾阴阳两虚证的治疗
10	虎贞清风胶囊	可用于轻中度急性痛风性关节炎中医辨证属湿热蕴结证的治疗
11	解郁除烦胶囊	可用于轻中度抑郁症中医辨证属气郁痰阻、郁火内扰证的治疗
12	七蕊胃舒胶囊	可用于轻中度慢性非萎缩性胃炎伴糜烂湿热瘀阻证所致的胃脘疼痛的治疗

4. 中药医疗机构制剂审批备案情况

医疗机构应用传统工艺配制的中药制剂一般都汇集了老中医丰富的经验，经过多年临床验证，成为很多医疗机构的特色。2017 年 7 月 1 日起实施的《中华人民共和国中医药法》中提出，国家鼓励医疗机构根据本医疗机构临床用药需要配制和使用中药制剂，支持应用传统工艺配制中药制剂，支持以中药制剂为基础研制中药新药。同时指出，医疗机构配制的中药制剂品种，应当依法取得制剂批准文号。但是，仅应用传统工艺配制的中药制剂品种，向医疗机构所在地省、自治区、直辖市人民政府药品监督管理部门备案后即可配制，不需要取得制剂批准文号。

2018 年 2 月，原国家食品药品监督管理总局发布《关于对医疗机构应用传统工艺配制中药制剂实施备案管理的公告》，明确对医疗机构应用传统工艺配制的中药制剂实行备案管理，医疗机构应将备案资料报送所在地省级食品药品监督管理部门。随后，各地药品监管部门积极行动，结合本地实际制定实施细则，有序开展备案工作。截至 2021 年底，全国 31 个省、自治区、直辖市共有 17846 个中药医疗机构制剂批准文号，15313 个按传统工艺备案的中药医疗机构制剂。各地中药医疗机构制剂批准文号和备案情况如图 1–3 至图 1–5、表 1–4 所示。

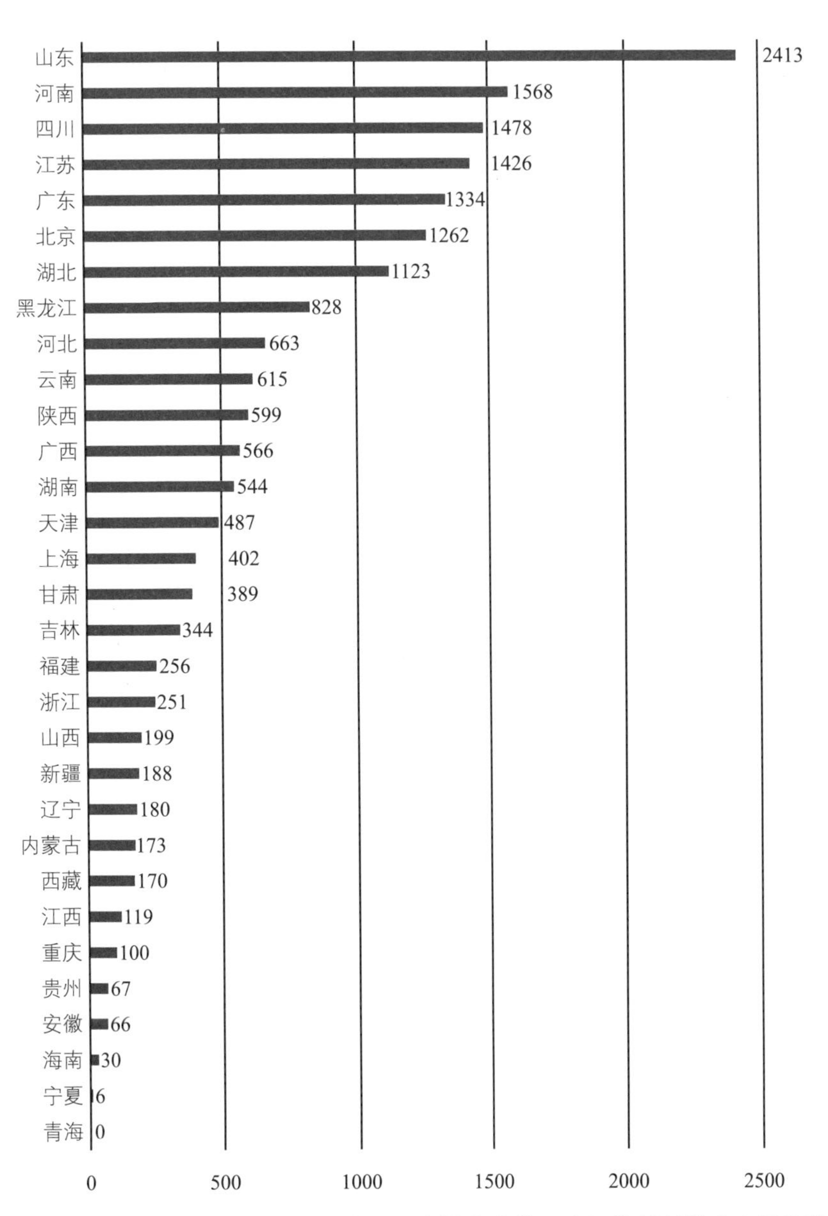

图 1–3　截至 2021 年底 31 个省、自治区、直辖市中药医疗机构制剂批准文号总数（个）

表 1–4　各地中药医疗机构制剂备案情况（个）

省份	2019年新备案	2020年新备案	2021年新备案	截至2021年底总数
北京	30	72	55	157
天津	9	80	29	118
河北	4	18	5	27
山西	102	29	119	250
内蒙古	239	1684	365	2288
辽宁	41	29	21	557
吉林	33	245	65	343
黑龙江	24	86	38	157
上海	75	71	80	233
江苏	10	12	27	49
浙江	11	42	6	59
安徽	29	25	59	125
福建	5	67	21	93
江西	1	12	6	19
山东	12	43	24	79
河南	66	145	152	411
湖北	0	19	21	31
湖南	66	74	123	274
广东	8	3	10	315
广西	87（含民族药 3 个）	31（含民族药 6 个）	22（含民族药 8 个）	141（含民族药）
海南	1	0	3	4
重庆	27	21	34	82
四川	381	1274	826	2481
贵州	0	7	4	25
云南	0	13	126（含藏药制剂注册转备案 121 个）	139
西藏	434	434	434	1303
陕西	5	70	138	213
甘肃	400	215	593	1208
青海	199	1887	1862	3948
宁夏	0	32	10	42
新疆	50（含维吾尔药制剂 35 个）	65（含维吾尔药制剂 51 个）	18（含维吾尔药制剂 4 个）	142（含维吾尔药制剂）

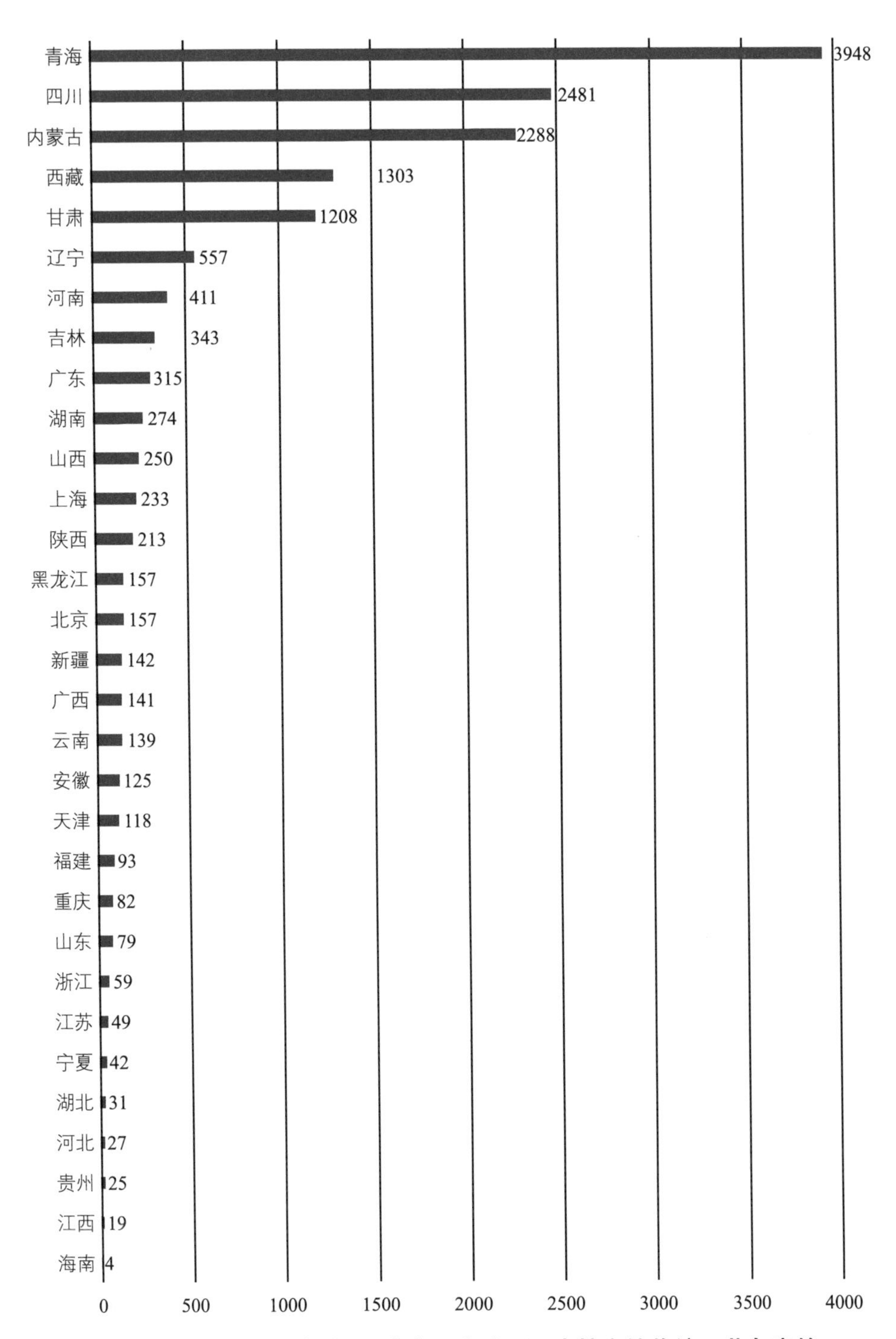

图 1-4　截至 2021 年底 31 个省、自治区、直辖市按传统工艺备案的中药医疗机构制剂总数（个）

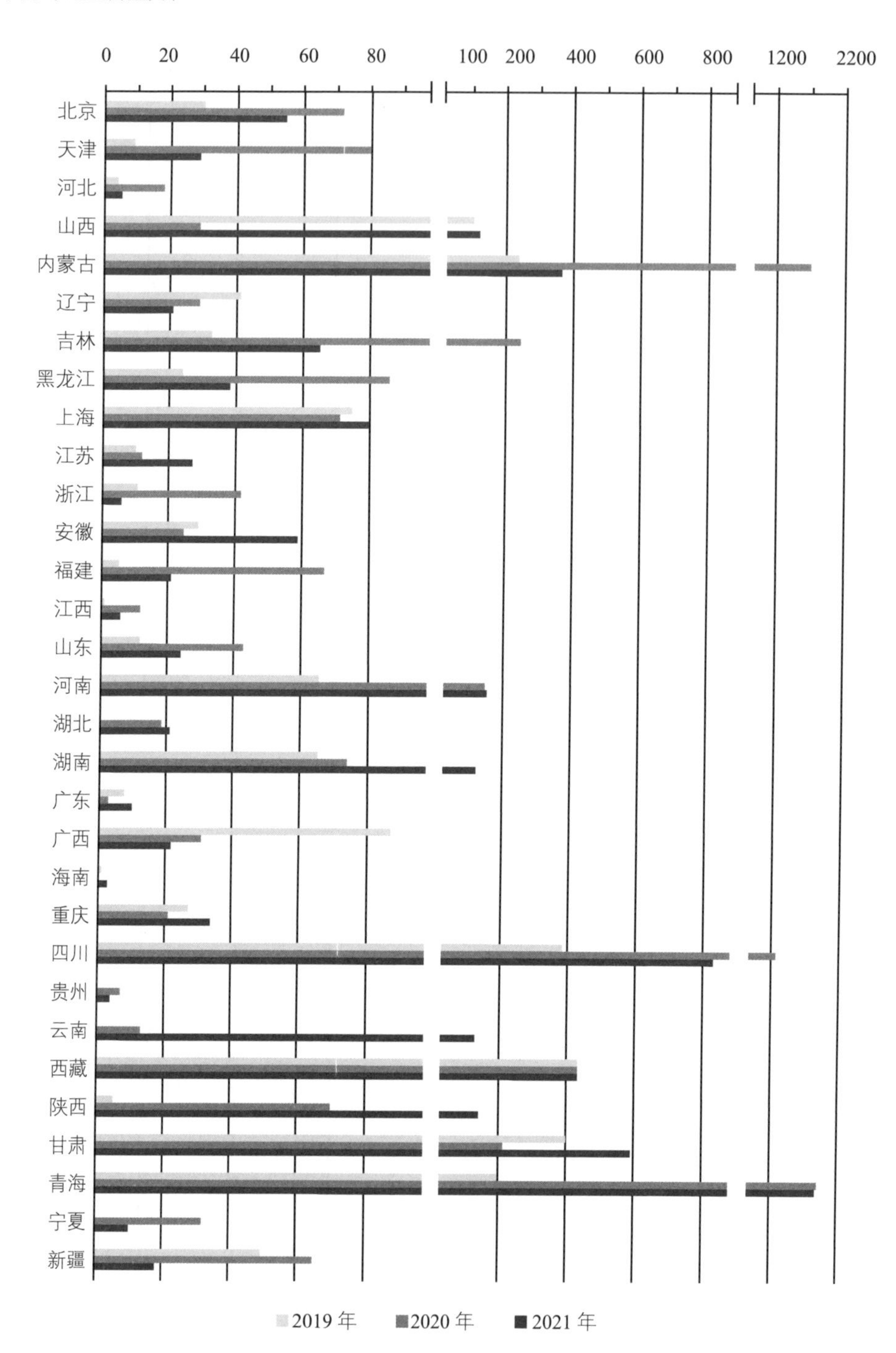

图 1-5　2019—2021 年 31 个省、自治区、直辖市按传统工艺备案的中药医疗机构制剂情况（个）

5. 中药品种保护

国家鼓励研制开发临床有效的中药品种，对质量稳定、疗效确切的中药品种实行分级保护制度。2018 年 9 月，国务院发布《国务院关于修改部分行政法规的决定》，对《中药品种保护条例》作出多项修改，明确由国务院药品监督管理部门负责全国中药品种保护的监督管理工作。

2020 年 12 月，国家药监局发布的《国家药监局关于促进中药传承创新发展的实施意见》提出，加大保护中药品种力度。启动修订《中药品种保护条例》，将中药品种保护制度与专利保护制度有机衔接，并纳入中药全生命周期注册管理之中，发挥其对中药创新药、中药改良型新药以及古代经典名方中药复方制剂等中药品种的保护作用。支持药品上市许可持有人或申请人按有关规定进行相关专利信息的登记、声明。

2021 年中药品种保护申请受理共 22 项，是 2020 年受理数量的 1.83 倍，其中初保申请 12 项，续保申请 7 项，复审 2 项，补充申请 1 项；发布中药品种保护批件 14 项。截至 2022 年 3 月，国家药监局官网数据显示，中药保护品种共有 131 个。

6. 技术指导原则

在药品审评和研发过程中，指导原则兼具监管依据和技术要求的双重职能。《药品注册管理办法》明确，从事药物研制和药品注册活动，应当遵守有关法律、法规、规章、标准和规范；药品审评中心等专业技术机构，应当根据科学进展、行业发展实际和药品监督管理工作需要制定技术指导原则和程序，并向社会公布。

药品技术指导原则体系的建立与完善，是落实“四个最严”要求的最好实践，是推进审评体系和审评能力现代化的重要举措。国家药监局药审中心通过“定标准、定程序、定计划”三步走的方式，统筹规划以指导原则为核心的审评标准体系建设，围绕药品研发需求和鼓励创新的原则，对标国际先进监管机构技术标准，加大指导原则制定和公开力度。

在着力提升中药材质量研究，鼓励中药研发与创新方面，2021年，国家药监局药品审评中心发布了《中药新药质量研究技术指导原则（试行）》《已上市中药药学变更研究技术指导原则（试行）》《按古代经典名方目录管理的中药复方制剂药学研究技术指导原则（试行）》等7个指导原则（表1–5）。新法规体系下，围绕“三结合”审评证据体系构建，已发布施行25项中药审评技术要求、指导原则及相关工作方案，另有14项正在起草制定。这些指导原则覆盖中药民族药技术标准体系热点难点问题，持续完善药品技术指导原则体系，有效推动了药物研发创新，审评尺度不断优化统一，审评质量和效率大大提升。

表1–5　2021年发布的中药技术指导原则

序号	指导原则名称	发布时间
1	中药新药质量研究技术指导原则（试行）	2021.01.15
2	已上市中药药学变更研究技术指导原则（试行）	2021.04.02
3	中药生产工艺、质量标准通用格式和撰写指南	2021.07.19
4	按古代经典名方目录管理的中药复方制剂药学研究技术指导原则（试行）	2021.08.31
5	中药新药复方制剂中医药理论申报资料撰写指导原则（试行）	2021.10.15
6	古代经典名方中药复方制剂说明书撰写指导原则（试行）	2021.10.15

（三）中药质量监管

1. 中药检查情况

中药饮片既可直接在中医临床配方使用，也可作为中成药等制剂原料，是中药质量安全监管的重要抓手。2020年3月至2021年9月，国家药监局组织开展了中药饮片专项整治，强化中药饮片生产、流通、经营，以及中药材专业市场等全环节的监督检查，严厉打击掺杂掺假、增重染色、违法经营等痼疾，严肃查处违法违规行为。全国各级药监部门按照部署，迅速行动、积极作为、稳步推进，按时、保质、保量完成工作，整治成效明显，安徽、江西、甘肃等省区加大打击力度，取得突出效果。通过专项整治，全国共检查药品生产经营使用单位2120867家次，抽检115200批次，立案查处7490起，其中假药案件222起，劣药案件2285起，移交司法机关64起，吊销许可证10起，取缔黑窝点143个，罚没金额9126.28万元；中药饮片整体合格率由2018年的87.8%上升到2021年的98.4%。中药饮片生产经营使用秩序明显提升，企业责任意识不断加强，各类违法违规行为得到严查重处，人民群众对中药饮片质量监管和行业发展的满意度再上新台阶。

2021年，国家药监局还部署开展了中成药生产环节专项检查，重点围绕疫情防控用中药、中药注射剂、儿童用中药以及产销量大的中药等，严查“物料、投料、工艺、记录、产能”等5个关键环节风险隐患，督促企业持续合法合规生产，切实保障中成药产品质量。通过专项检查，全国共检查中成药生产企业1868家次，抽检15753批次，发现一般缺陷6994项、主要缺陷525项、严重缺陷50项，告诫293家，约谈211家，责令限期整改219家，暂停生产55家，警告

13家，立案41起，罚款2675.14万元，进一步规范中药制剂生产经营秩序，有效促进中药制剂高质量发展。

2021年，国家药监局综合近年中药有因检查实际情况，充分利用大数据，整合分析抽检、探索性研究、投诉举报及药品风险监测等各类风险线索，遴选329家中药饮片和中成药生产企业，部署各相关省局组织开展有针对性的有因检查，保持高压态势，坚持利剑高悬。各省均按计划完成检查任务，全国共发现一般缺陷2082项，主要缺陷196项，严重缺陷27项，停产7家，对12家企业立案查处，吊销1家中药饮片生产企业《药品生产许可证》。综合各省有因检查情况，国家药监局组织国家药监局食品药品审核查验中心（以下简称核查中心）开展抽查督查，抽取31家中药饮片和中成药生产企业开展有针对性的督查，未发现省局检查处理不到位的情形，仅有个别企业未按要求整改落实到位。同时，核查中心加强与省级药品监督管理部门沟通交流，克服疫情影响，创新检查方式，联合省局开展有因检查。

通过专项整治、专项检查和有因检查等监管组合拳，进一步规范了中药生产秩序，较好地守住了中药安全底线。

2. 中药抽检情况

药品抽检是药品上市后监管的重要手段，是实现风险管理、科学监管的重要技术支撑，在评价药品总体质量情况、防控安全隐患、服务智慧监管等方面发挥着重要作用，强化了药品全生命周期和全过程质量控制的意识，守住了我国药品质量安全底线。2021年，国家药监局根据《药品质量抽查检验管理办法》等有关要求，以“四个最严”为根本指南，坚持问题导向和风险控制原则，进一步优化品种遴选机制，聚焦群众关切，重点遴选临床使用量大、日常监管发现问题多的品种，同时配合基本药物、集中采购、进口检验等国家重大医药政策制定抽检计划及实施方案。

（1）中药饮片专项抽检情况

2021 年，国家药监局组织开展了中药饮片专项抽检及中药材质量监测工作，组织对部分药品生产企业、药材市场集散地或种植集中区的中药材质量进行监测。主要针对中药饮片的安全性方面（如掺假掺伪、违法染色），以及质量控制（如生产规范性、专属性、二氧化硫、重金属及农残）等方面开展了检验和探索性研究。

2021 年国家抽检情况显示，共抽检北沙参、苍术、柴胡、川贝母、丹参、决明子、木香、青葙子、桑叶等 9 个中药饮片品种 1957 批次，经检验，符合规定 1925 批次，不符合规定 32 批次。近几年，中药饮片整体合格率逐年上升，2020 年中药饮片合格率较 2019 年提高 7.0 个百分点，2021 年在此基础上又有了一定提升（图 1–6）。随着持续加强中药饮片专项抽检及信息公开监管力度加大，产业存在趋向优势集中的态势。

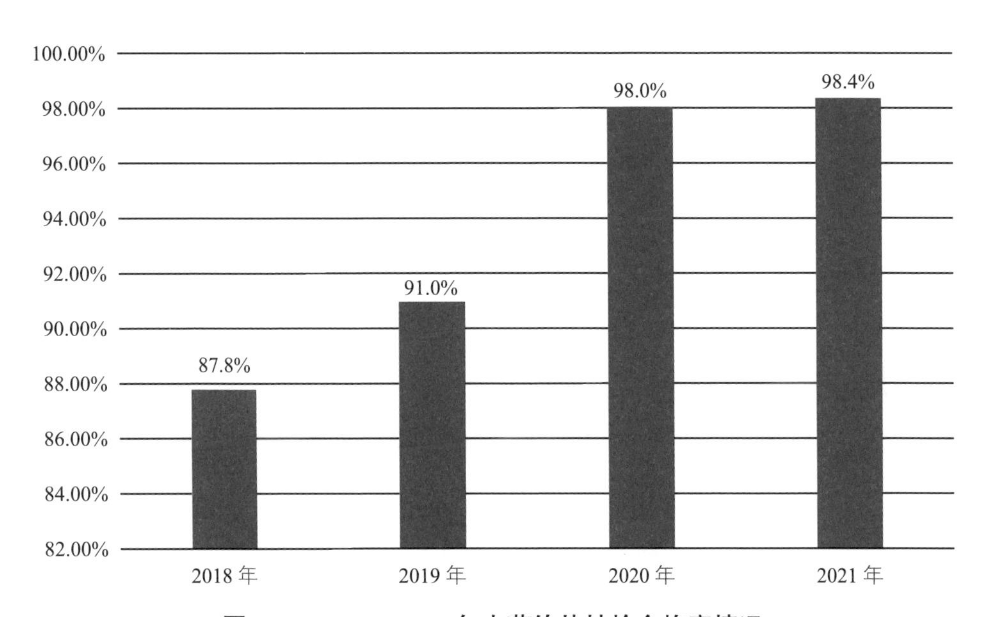

图 1–6　2018—2021 年中药饮片抽检合格率情况

不符合规定项目主要涉及总灰分（2 批次）、性状（18 批次）、杂质（11 批次）、鉴别（1 批次）和含量测定（3 批次）等方面，分别占全部不符合规定项目的 5.7%、51.4%、31.4%、2.9% 和 8.6%（图 1–7）。

2021 年中药材质量监测共抽取 9 个品种 378 批次样品，其中，药品生产企业 264 批次，市场集散地或种植集中区 114 批次。所有样品按照不同品种特点，针对相应项目进行了研究性检验，主要针对掺杂掺伪、加工炮制规范、农药残留、植物生长调节剂使用等问题开展。

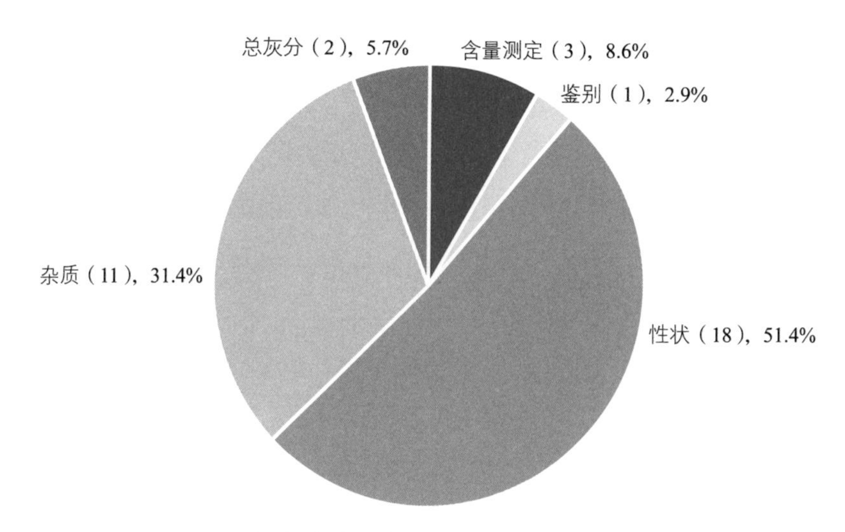

图 1–7　2021 年中药饮片专项不符合规定项目情况（批次）

注：某些不符合规定产品涉及多个不符合规定项目。

2021 年中药饮片专项抽检及中药材质量监测发现的主要问题有：一是混伪品代用、掺杂问题，如一些地方中药材（或地方习用品种）流通到全国作为常规药材销售和使用、非药用部位掺入等。二是外源性有害物质残留超限问题，部分原料存在真菌毒素污染、农药残留污染、重金属及有害元素超标等隐患。三是采收加工与加工炮制不规范问题。

抽检结果及监测结果提示，我国中药材及饮片总体质量状况良好。中药饮片生产企业应提高质量控制意识，严格遵照质量标准及炮制规范要求执行；应重视中药材种植源头控制质量安全问题，规范种植并加强生产各环节质量管理，加强对药材采收后、饮片炮制加工前的药材供货商环节的质量把控，重视贮存环节管理，重点关注掺伪、有害物质残留等问题；加强药材溯源管理，督促药品生产企业强化质量管理意识；强化药材市场监测，建立健全药材质量长效监测机制，保证药材流通质量。

2021年，中药材、中药饮片各省（区、市）抽检情况显示，抽检主体数14773个，共抽检31478批次，不合格735批次，不合格率2.33%。

（2）中成药抽检情况

2021年国家药品抽检情况显示，共抽检中成药46个品种6380批次，经检验，符合规定6360批次，不符合规定20批次，合格率为99.7%。近4年国家药品抽检结果表明，中成药质量自2019年来有明显提升，合格率均保持在99%以上（图1–8）。

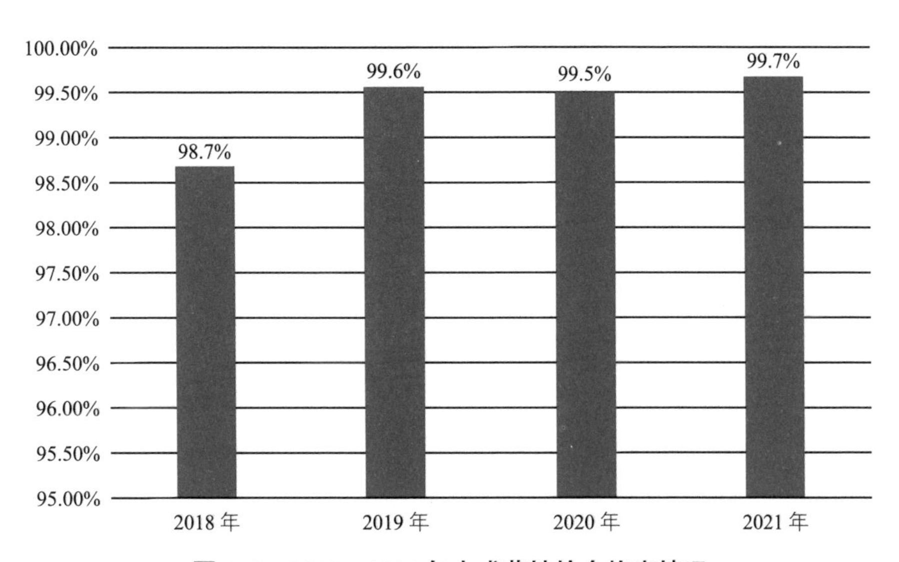

图1–8　2018—2021年中成药抽检合格率情况

抽检涉及 9 个剂型，在生产、经营和使用环节各抽取样品 1417、4914、49 批次。经检验，在生产与经营环节检出不符合规定产品 2 和 18 批次，分别占对应环节全部样品的 0.1% 和 0.4%。

不符合规定项目主要涉及鉴别、检查、含量测定等，不符合规定样品批次依次为 9、7 和 4 批次，分别占全部不符合规定项目的 45.0%、35.0% 和 20.0%（图 1–9）。

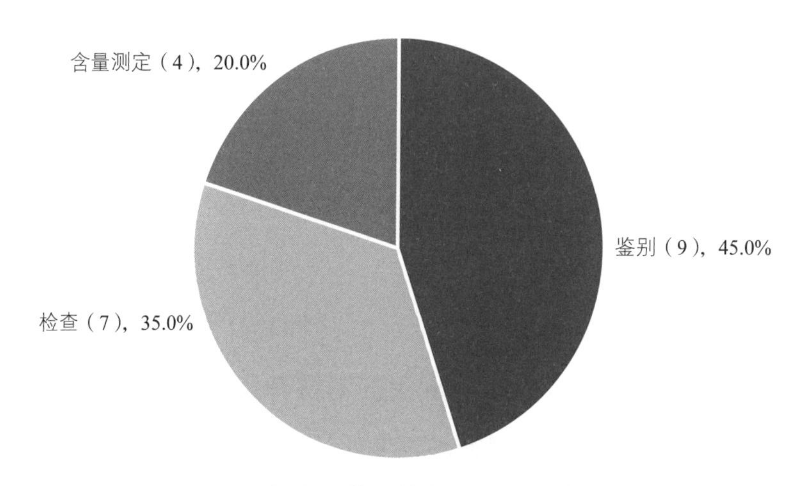

图 1–9　2021 年中成药不符合规定项目情况（批次）

注：某些不符合规定产品涉及多个不符合规定项目。

不符合规定产品主要涉及 6 个剂型，包括散剂（8 批次）、贴膏剂（4 批次）、胶囊剂（3 批次）、丸剂（2 批次）、糖浆剂（2 批次）、片剂（1 批次），分别占对应剂型全部样品的 5.8%、0.5%、0.2%、0.2%、0.4%、0.1%（图 1–10）。其中，散剂不符合规定批次占比最高，不符合规定项目为鉴别项。

抽检数据提示，药品生产企业应强化主体责任意识，严把原药材质量关，从源头提高产品投料用原料药材的质量，加强工艺参数优化，严格按照工艺规程生产，提高产品质量的均一性和稳定性。

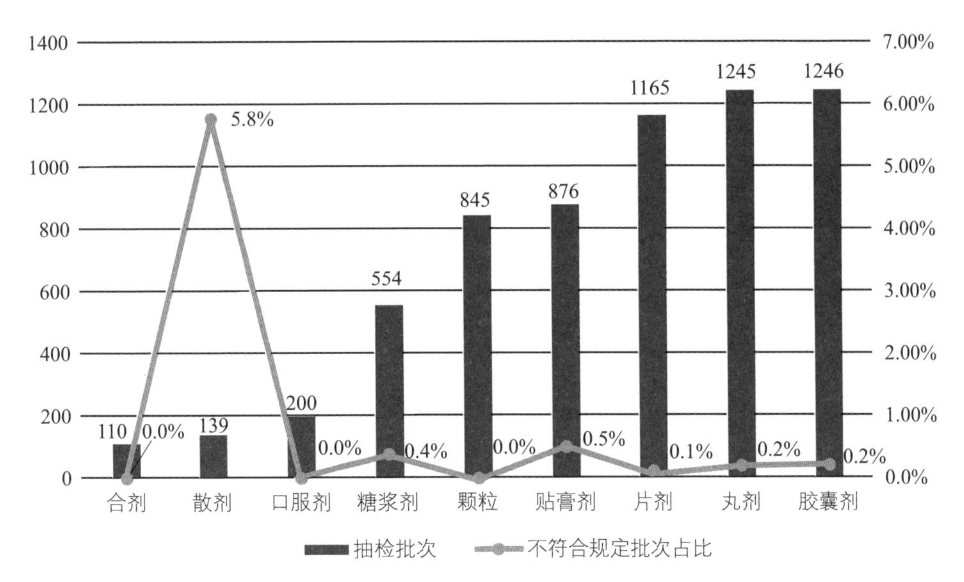

图 1-10　2021 年中成药各剂型检验情况（批次）

中成药由于处方复杂、成分多样，现行标准往往难以对全药味进行质量控制。对于标准未涉及的药味是否真实存在及其质量优劣评价，尚需开展标准检验以外的探索性研究。探索性研究以原料药材和制剂的潜在质量问题为导向，借助先进的检测技术和方法，围绕与药品安全性、有效性、真实性和质量均一性等方面开展深入研究，是药品质量评价的有力补充，有助于检测标准的进一步提高与完善，从而提升中成药质量。

2021 年，中成药各省（区、市）抽检情况显示，抽检主体数 31173 个，共抽检 69224 批次，不合格 211 批次，不合格率 0.30%。

3. 中药不良反应监测情况

药品不良反应监测是药品上市后安全监管的重要支撑，经过各方努力，持有人、经营企业、医疗机构报告药品不良反应的积极性已经逐步提高，我国药品不良反应报告数量总体呈上升趋势。新的和严重药品不良反应报告数量增加，并非说明药品安全水平下降，而是意味着监管部门掌握的信息越来越全面，药品风险更可控，对药品的评价更有依据，监管决策更加准确。同样，在医疗实践中，能及时了解药品不良反应发生的表现、程度，并最大限度地加以避免，也是保证患者用药安全的重要措施。

2021 年，药品不良反应 / 事件报告涉及怀疑药品 210.4 万例次，按怀疑药品类别统计，化学药品占 82.0%、中药占 13.0%、生物制品占 2.0%、无法分类者占 3.0%；2021 年，严重不良反应 / 事件报告涉及怀疑药品 27.8 万例次，其中中药占 5.1%。

2021 年中药不良反应 / 事件报告中，男女患者比为 0.81∶1。14 岁以下儿童患者占 5.7%，65 岁及以上老年患者占 29.3%。

2021 年药品不良反应 / 事件报告涉及的中药中，例次数排名前 5 位的类别分别是理血剂中活血化瘀药（24.5%）、清热剂中清热解毒药（11.7%）、祛湿剂中清热除湿药（7.1%）、祛湿剂中祛风胜湿药（5.2%）、补益剂中益气养阴药（4.9%）。2021 年中药严重不良反应 / 事件报告的例次数排名前 5 位的类别分别是理血剂中活血化瘀药（39.0%）、补益剂中益气养阴药（10.7%）、清热剂中清热解毒药（8.6%）、开窍剂中凉开药（6.4%）、补益剂中补阳药（4.2%）。

2021 年中药不良反应 / 事件报告按照给药途径统计，注射给药占 27.5%、口服给药占 60.5%、其他给药途径占 12.0%。注射给药中，静脉注射给药占 97.2%、其他注射给药占 2.8%。

与 2020 年相比，2021 年中药不良反应 / 事件报告数量有所上升，但严重报告占比近几年持续下降（图 1–11）。从给药途径看，注射给药占比下降较为明显（图 1–12）。从药品类别上看，活血化瘀药的报告数量依然居首位，但占比略有下降。从总体情况看，2021 年中药占

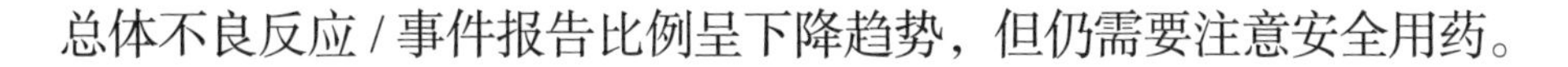
总体不良反应 / 事件报告比例呈下降趋势，但仍需要注意安全用药。

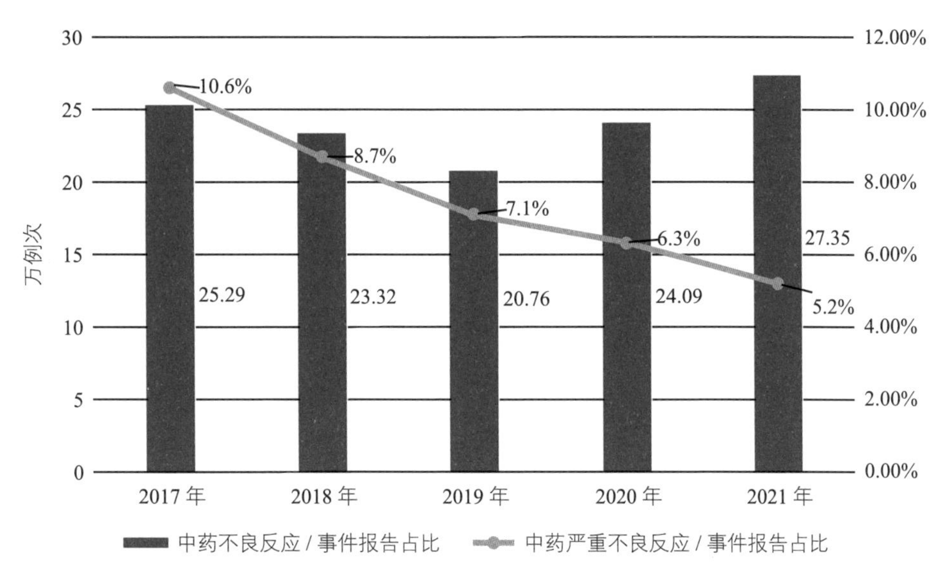

图 1-11　2017—2021 年中药不良反应 / 事件报告情况

《国家基本药物目录（2018 年版）》中成药共涉及 268 个品种。2021 年全国药品不良反应监测网络收到国家基本药物中成药不良反应 / 事件报告 11.5 万例次，其中严重报告 5950 例次，占 5.2%。

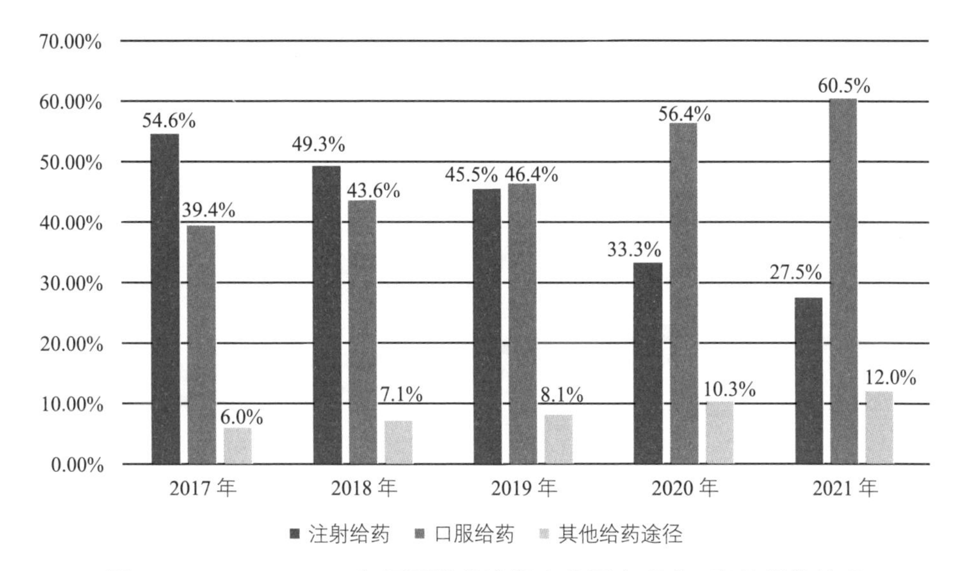

图 1-12　2017—2021 年不同给药途径中药不良反应 / 事件报告情况

2021 年国家基本药物 7 大类中成药中，药品不良反应 / 事件报告总数由多到少依次为内科用药、骨伤科用药、妇科用药、外科用药、耳鼻喉科用药、儿科用药、眼科用药。监测数据表明，2021 年国家基本药物中成药监测总体情况基本保持平稳。

二、中药药品标准管理

2021年局颁中药标准制修订273项，其中包括中成药标准77项，中药配方颗粒标准196项。截至2021年底，共有局颁中药标准15528项。

（一）药典收载中药标准情况

2020年版《中国药典》一部中药部分收载中药标准2711个（其中，新增中成药116种、中药材1种，修订452种），占药典收载品种的45.9%，新增中药材（饮片）标准1个，修订中药材（饮片）标准360个（表2–1），基本涵盖我国常用中药材和重要中成药品种。

表2–1　2020年版《中国药典》中药标准修订总体情况（个）

类别	2015年版	2020年版	新增	删除
中药材及饮片	618	616	1	3
中成药	1493	1607	116	1
中药提取物及油脂	47	47	0	0
总条目数	2158	2270	117	4
合计（药材与饮片分列）	2598	2711	117	4

与2015年版《中国药典》一部相比，2020年版《中国药典》一部收载品种范围进一步扩大，收载药材和饮片、植物油脂和提取物、成方制剂和单位制剂品种合计达2711种，涵盖了临床常用中成药与重大疾病和疑难疾病防治中成药，并对452个品种进行了标准的修订和提高，以满足临床用药和人民健康需求。

为贯彻药典修订大纲提出的总目标——“完善以中国药典为核心

主体的符合中医药特点的中药标准体系，以中医临床为导向制定中药标准”，2020年版《中国药典》对中药饮片的标准进行了重点修订和完善，共修订250余个饮片质量标准，以保障中药饮片的质量和临床用药。

同时，全面制定了植物类中药材和饮片禁用农药的限量标准以及部分易霉变中药材的真菌毒素限量标准，将引导中药材生产合理使用农药和科学加工、贮藏，有效控制当前备受社会诟病的中药材种植中大量使用禁用农药和滥用农药等行业共性问题；对于重金属及有害元素，制订了残留限量指导值，中药材及饮片的安全性进一步提升；解决了长期存在的泽泻基原、淫羊藿、广陈皮、半夏等药材含量难以达标、部分中药炮制品质量标准与药性改变关联度低、非硫黄熏蒸半夏浸出物难以达标等行业普遍关注的问题。

（二）中成药标准提高

部分中成药标准长时间未修订，存在检测方法落后、专属性不强等问题。国家药典委员会通过国家药品标准提高课题，加强中成药专属性鉴别，加强中成药能表征其有效性检测技术的研究，稳步提升中成药标准水平，不断完善中成药标准体系。2021年共修订或勘误中成药标准74个。

（三）中药配方颗粒国家药品标准

国家药监局在前期工作的基础上，组织国家药典委员会按照《中药配方颗粒质量控制与标准制定技术要求》和国家药品标准制定相关程序，开展中药配方颗粒国家药品标准制定工作。经过标准研究起草、生产验证、标准复核、专业委员会审评、公开征求意见、审核等，2021年批准颁布了第一批（160个）和第二批（36个）中药配方颗粒国家药品标准（表2–2）。

表2–2　2021年批准颁布的中药配方颗粒国家药品标准（196个）

序号	药品名称	序号	药品名称
1	巴戟天配方颗粒	24	车前子（车前）配方颗粒
2	白芍配方颗粒	25	陈皮配方颗粒
3	白鲜皮配方颗粒	26	赤芍（芍药）配方颗粒
4	白芷（白芷）配方颗粒	27	川牛膝配方颗粒
5	白芷（杭白芷）配方颗粒	28	川射干配方颗粒
6	百部（对叶百部）配方颗粒	29	川芎配方颗粒
7	百合（卷丹）配方颗粒	30	醋北柴胡配方颗粒
8	板蓝根配方颗粒	31	醋延胡索配方颗粒
9	半枝莲配方颗粒	32	大黄（药用大黄）配方颗粒
10	薄荷配方颗粒	33	大青叶配方颗粒
11	北柴胡配方颗粒	34	大枣配方颗粒
12	补骨脂配方颗粒	35	丹参配方颗粒
13	侧柏叶配方颗粒	36	淡竹叶配方颗粒
14	燀苦杏仁（西伯利亚杏）配方颗粒	37	当归配方颗粒
15	燀桃仁（桃）配方颗粒	38	地肤子配方颗粒
16	炒白芍配方颗粒	39	独活配方颗粒
17	炒苦杏仁（西伯利亚杏）配方颗粒	40	杜仲配方颗粒
18	炒莱菔子配方颗粒	41	防风配方颗粒
19	炒牛蒡子配方颗粒	42	防己配方颗粒
20	炒桃仁（桃）配方颗粒	43	粉葛配方颗粒
21	炒王不留行配方颗粒	44	佛手配方颗粒
22	炒栀子配方颗粒	45	麸炒苍术（北苍术）配方颗粒
23	车前草（车前）配方颗粒	46	麸炒薏苡仁配方颗粒

续表

序号	药品名称	序号	药品名称
47	麸炒枳壳配方颗粒	73	金银花配方颗粒
48	麸炒枳实（酸橙）配方颗粒	74	荆芥配方颗粒
49	甘草（甘草）配方颗粒	75	酒大黄（药用大黄）配方颗粒
50	干姜配方颗粒	76	酒丹参配方颗粒
51	葛根配方颗粒	77	酒当归配方颗粒
52	钩藤（钩藤）配方颗粒	78	酒黄芩配方颗粒
53	骨碎补配方颗粒	79	酒女贞子配方颗粒
54	广金钱草配方颗粒	80	酒萸肉配方颗粒
55	合欢花（合欢花）配方颗粒	81	菊花配方颗粒
56	合欢皮配方颗粒	82	苦参配方颗粒
57	何首乌配方颗粒	83	苦杏仁（西伯利亚杏）配方颗粒
58	荷叶配方颗粒	84	款冬花配方颗粒
59	厚朴（厚朴）配方颗粒	85	莱菔子配方颗粒
60	虎杖配方颗粒	86	灵芝（赤芝）配方颗粒
61	槐花（槐花）配方颗粒	87	龙胆（龙胆）配方颗粒
62	槐角配方颗粒	88	蜜百部（对叶百部）配方颗粒
63	黄柏配方颗粒	89	蜜百合（卷丹）配方颗粒
64	黄连（黄连）配方颗粒	90	蜜槐角配方颗粒
65	黄芪（蒙古黄芪）配方颗粒	91	蜜款冬花配方颗粒
66	黄芩配方颗粒	92	蜜枇杷叶配方颗粒
67	火麻仁配方颗粒	93	蜜桑白皮配方颗粒
68	鸡血藤配方颗粒	94	蜜旋覆花（旋覆花）配方颗粒
69	姜厚朴（厚朴）配方颗粒	95	蜜紫菀配方颗粒
70	焦山楂（山里红）配方颗粒	96	墨旱莲配方颗粒
71	焦栀子配方颗粒	97	牛蒡子配方颗粒
72	金钱草配方颗粒	98	牛膝配方颗粒

续表

序号	药品名称	序号	药品名称
99	女贞子配方颗粒	125	王不留行配方颗粒
100	枇杷叶配方颗粒	126	乌梅配方颗粒
101	蒲公英（碱地蒲公英）配方颗粒	127	乌药配方颗粒
102	前胡配方颗粒	128	夏枯草配方颗粒
103	秦艽（粗茎秦艽）配方颗粒	129	香橼（香圆）配方颗粒
104	秦皮（尖叶白蜡树）配方颗粒	130	续断配方颗粒
105	肉桂配方颗粒	131	玄参配方颗粒
106	桑白皮配方颗粒	132	旋覆花（旋覆花）配方颗粒
107	桑寄生配方颗粒	133	延胡索配方颗粒
108	桑叶配方颗粒	134	盐补骨脂配方颗粒
109	桑枝配方颗粒	135	盐车前子（车前）配方颗粒
110	山萸肉配方颗粒	136	盐杜仲配方颗粒
111	山楂（山里红）配方颗粒	137	盐黄柏配方颗粒
112	射干配方颗粒	138	盐菟丝子（南方菟丝子）配方颗粒
113	升麻（大三叶升麻）配方颗粒	139	盐续断配方颗粒
114	生姜配方颗粒	140	盐知母配方颗粒
115	生地黄配方颗粒	141	野菊花配方颗粒
116	首乌藤配方颗粒	142	益母草配方颗粒
117	熟大黄（药用大黄）配方颗粒	143	茵陈【滨蒿（绵茵陈）】配方颗粒
118	熟地黄配方颗粒	144	淫羊藿（淫羊藿）配方颗粒
119	烫骨碎补配方颗粒	145	鱼腥草配方颗粒
120	桃仁（桃）配方颗粒	146	远志（远志）配方颗粒
121	天花粉（栝楼）配方颗粒	147	泽兰配方颗粒
122	天麻配方颗粒	148	泽泻（泽泻）配方颗粒
123	土茯苓配方颗粒	149	知母配方颗粒
124	菟丝子（南方菟丝子）配方颗粒	150	栀子配方颗粒

续表

序号	药品名称	序号	药品名称
151	枳壳配方颗粒	174	蒺藜配方颗粒
152	枳实（酸橙）配方颗粒	175	酒苁蓉（管花肉苁蓉）配方颗粒
153	制何首乌配方颗粒	176	酒苁蓉（肉苁蓉）配方颗粒
154	炙甘草（胀果甘草）配方颗粒	177	桔梗配方颗粒
155	炙甘草（甘草）配方颗粒	178	连翘（青翘）配方颗粒
156	炙淫羊藿（淫羊藿）配方颗粒	179	罗布麻叶配方颗粒
157	肿节风配方颗粒	180	木蝴蝶配方颗粒
158	紫花地丁配方颗粒	181	木香配方颗粒
159	紫苏子配方颗粒	182	炮姜配方颗粒
160	紫菀配方颗粒	183	青皮（个青皮）配方颗粒
161	白术配方颗粒	184	青皮（四花青皮）配方颗粒
162	苍术（北苍术）配方颗粒	185	瞿麦（石竹）配方颗粒
163	炒苍耳子配方颗粒	186	人参配方颗粒
164	炒火麻仁配方颗粒	187	肉苁蓉（管花肉苁蓉）配方颗粒
165	炒蒺藜配方颗粒	188	桑椹配方颗粒
166	炒酸枣仁配方颗粒	189	蛇床子配方颗粒
167	炒紫苏子配方颗粒	190	苏木配方颗粒
168	醋青皮（个青皮）配方颗粒	191	酸枣仁配方颗粒
169	醋青皮（四花青皮）配方颗粒	192	吴茱萸（吴茱萸）配方颗粒
170	醋香附配方颗粒	193	香附配方颗粒
171	党参（党参）配方颗粒	194	制巴戟天配方颗粒
172	麸炒白术配方颗粒	195	制吴茱萸（吴茱萸）配方颗粒
173	瓜蒌（栝楼）配方颗粒	196	制远志（远志）配方颗粒

中药配方颗粒国家药品标准充分体现了中药质量控制特点和生产全过程管理理念，以“标准汤剂”为基准衡量配方颗粒与饮片汤剂的

“一致性”，通过量质传递与特征图谱控制等研究，实现中药配方颗粒专属性与整体性质量控制，提高了中药质量整体控制水平。

第一批中药配方颗粒国家药品标准颁布后，设置6个月的过渡期，于2021年11月1日起正式实施。

（四）民族药标准提高

民族药是我国传统医药的重要组成部分，针对民族药标准现状，国家药监局组织研究建立多基原民族药材品种整理与质量评价模式，打造药品检验体系民族药质控研究技术平台，加快提高和完善民族药质量标准建设。国家药监局“特色民族药材检验方法示范性研究”三期项目于2021年10月启动，项目涉及藏药、蒙药、维药等32个民族药材研究品种，由中国食品药品检定研究院（以下简称中检院）牵头，联合全国药品检验系统18个参与单位，进行为期两年的相关研究。示范性研究的开展将进一步加快推进民族药标准的研究进程，提升民族药质量控制的水平与能力。

2021年，国家药监局组织五省区藏药标准协调委员会进行工作机制改革。在中检院的技术支持与指导下，藏药标准协调取得积极进展：一是梳理了《1995部颁藏药标准》品种存在的问题；二是修订《五省区藏药标准协调委员会章程》，建立《1995部颁藏药标准》修订工作程序，成立五省区藏药标准专家委员会；三是建立《1995部颁藏药标准》修订品种筛选数据库，科学评价品种成熟度；四是规范小米辣等19个藏药修订品种医学部分的申报资料，其中，3个品种提高后的国家药品标准经国家药典委员会组织专家审核后已正式发布；五是拟定《1995部颁藏药标准》修订工作规划，加快推进藏药标准修订工作；六是培训藏药标准研制技术骨干，为加快部颁藏药标准修订进程提供技术支持。

此外，2021 年还完成了 9 个首批民族药对照药材的研制工作，涉及藏药、蒙药、彝药、傣药等民族药材，这项工作对保障民族药标准实施、提升民族药检验的规范化和重现性具有重要作用。

三、中药监管科学

（一）中药监管科学研究成果

中医药凝聚着中华民族几千年的哲学智慧、健康养生理念及其实践经验，为人民的生命健康和民族的繁衍昌盛作出了独特且不可或缺的贡献。

《“十四五”国家药品安全及促进高质量发展规划》明确了“十四五”时期主要发展目标，要求中药传承创新发展迈出新步伐。中医药理论、人用经验和临床试验相结合的审评证据体系初步建立。逐步探索建立符合中药特点的安全性评价方法和标准体系。中药现代监管体系更加健全。

国家药监局发布的《国家药监局关于促进中药传承创新发展的实施意见》提出，鼓励运用现代科学技术和传统中医药研究方法，深入开展中药监管科学研究，积极推动中药监管理念、制度、机制创新，强化成果转化应用，推出一批中药监管新工具、新方法和新标准。探索引入新工具、新方法、新技术、新标准用于中药疗效评价；建立符合中药特点的安全性评价方法和标准体系，建立以中医临床为导向的中药安全性分类分级评价策略。进一步重视人用经验对中药安全性、有效性的支持作用，按照中药特点、研发规律和实际，构建中医药理论、人用经验和临床试验相结合的审评证据体系。建立健全符合中医药特点的中药安全、疗效评价方法和技术标准。

中药监管科学作为我国药品监管科学研究的重要组成部分，是推动中药审评审批制度改革、鼓励中医药创新发展的重要抓手。

2019 年 6 月 27 日，国家药监局与中国中医科学院、北京中医药大学签署中药监管科学研究合作协议，成立中药监管科学研究院（中心），开展“以中医临床为导向的中药安全性评价研究”课题研究，拉开了我国中药监管科学研究的大幕。

该课题分为由国家药典委员会牵头的“中药（配方颗粒）国家标准制定与监管体系建设”、由国家药监局药审中心牵头的“以中医临床为导向的中药安全性评价相关指导原则制修订”、由中检院牵头的“中药整体质量控制及安全性检测”3 个子课题，从标准制定、技术审评、检查检验 3 个方面多维度协同开展研究。截至 2021 年 3 月，正在制定及已经形成的相关新工具、新方法、新标准共计 10 项（表 3–1）。

表 3–1 “以中医临床为导向的中药安全性评价研究”项目成果汇总表

成果类型	成果名称	备注
新工具（共 4 项）	《中药配方颗粒质量控制与标准制定技术要求》	已发布
	《中药新药用药材质量控制研究技术指导原则（试行）》	已发布
	《已上市中药药学变更研究技术指导原则（试行）》	已发布
	《中药有害残留物限量制定指导原则》	已收入 2020 年版《中国药典》指导原则 9302
新方法（共 1 项）	《中药中黄曲霉毒素（B_1 和总量）的酶免疫检测方法》	已收入 2020 年版《中国药典》通则 2351
新标准（共 4 项）	中药配方颗粒国家药品标准	2021 年发布 196 个
	《中药材：重楼药材、宫血宁胶囊质量标准》	已收入 2020 年版《中国药典》
	《植物性中药中禁用农药残留测定法》	已收入 2020 年版《中国药典》通则 2341 农药残留量测定法
	《植物性中药禁用农药残留限量一致标准》	已收入 2020 年版《中国药典》通则 0212 药材和饮片检定通则

课题研究产出的一系列新工具、新标准、新方法，进一步完善和提高了中药监管政策和技术评价体系，为中药监管提供了很好的技术支撑，在探索解决中药基础性、关键性、前沿性和战略性技术问题上取得了一定成果，为第二批监管科学中药课题的确立奠定了坚实基础。

（二）中药监管科学研究基地、国家药监局中药重点实验室建设

1. 中药监管科学研究基地

（1）中国中医科学院中药监管科学研究中心

成立时间：2019 年 6 月

针对行业热点，整合院内资源开展中药监管科学研究，开发新工具、新方法、新标准，积极推动中药监管科学发展。一方面，通过完善制度，保证体系建设的规范化和制度化；另一方面，组建专家委员会，汇聚国内权威专家资源，开展中药监管科学研究，构建符合中药特点的监管体系，开发新工具、新方法、新标准。

中心以国家药监局委托课题为支撑，开展了古代经典名方关键信息考证、已上市中药生产工艺变更、中药饮片审批技术要求等研究。

为完成国家药监局和国家中医药管理局推进古代经典名方研究任务，中心成立了王永炎院士担任主任委员、黄璐琦院士担任副主任委员的古代经典名方专家委员会，并成立了张华敏研究员为组长的专题课题组。在系统考证和梳理研究，并广泛征求专家委员会意见后，中心起草了考证原则及所选方剂的关键信息。2020 年 10 月 15 日，国家药监局和国家中医药管理局发布《古代经典名方关键信息考证原

则》《古代经典名方关键信息表（7 首方剂）》。

（2）北京中医药大学中药监管科学研究院

成立时间：2019 年 6 月

作为集管理、教育和科研为一体的中药监管科学研究实体，研究院重点围绕完善中药监管体制、加强中药全生命周期监管、促进中药产业高质量发展等进行科学研究，下设中药监管科学战略研究中心、中药监管科学学历教育中心、中药饮片监管科学中心等 9 个中心和 1 个行政综合办公室。

北京中医药大学中药监管科学研究院按照国家药监局的任务分工安排，依托大学中药学院的优势教学和科研资源积极开展和推进多项中药监管科学工作并取得显著成果。其中，研究院张冰教授团队针对中药临床安全应用的复杂性，构建了中药药物警戒“四维联动”研究平台，并已在中药药物警戒研究领域展开应用，以期有效服务于中药监管；研究院魏胜利教授团队在建设精准药材智能定制及全程溯源监管平台系统方面取得突破性进展，同时，建立中药材农残、重金属及近红外监测平台，搜集质量动态大数据，实现对甘草等中药材及饮片质量的动态监测，已完成 12 个大宗品种、7 个精准药材试验站的签约工作；研究院吴志生教授 / 乔延江教授团队牵头起草的《中药生产过程粉体混合均匀度在线检测 – 近红外光谱法》团体标准填补了国内没有针对中药粉体混合均匀度在线检测方法规范标准的空白，对于保证中药制剂质量均一性和工艺稳定性，促进行业发展具有开创性意义；研究院李军研究员 / 宋月林研究员团队开展“实现中药化学成分组快速鉴别分析”的监管科学新方法研究，全新的直接注射 – 三维质谱技术（DI–3D MS），为来源于同科属中药的化学成分快速鉴别分析提供了可靠的技术手段。

研究院承担的5项国家药监局立项课题中，《趁鲜加工中药材品种目录》《基于中药配伍理论探讨槟榔及其复方的合理应用及机制研究》《中药饮片市场现状与对策研究》3项课题已完成，提出了对中药材、中药饮片的监管建议，为监管部门加强中药材及饮片的监管提供辅助决策支持。《基于中药配伍理论探讨含马兜铃酸复方的合理应用及机制研究》《关于国内外传统药物监管科学的信息搜集及翻译》两项课题正在积极研究推进中。

2. 国家药监局中药重点实验室

为进一步深入贯彻落实习近平总书记关于中医药发展的重要指示批示精神，推动中药守正创新，加强民族地区药品监管技术力量，切实鼓励中医药传承创新发展，国家药监局共认定两批117个重点实验室名单。其中，中药方向为27家，占重点实验室总数的23%，与化药、生物制品、医疗器械、化妆品和创新性前沿技术领域相比，占比最高，体现出对中药监管科学发展的重视。首批名单中包括13个中药研究实验室（表3–2）。

2021年2月公布的72个重点实验室名单中遴选重点向民族区域中药倾斜，评定了14家中药重点实验室，涵盖蒙、藏、维药等民族药（表3–3）。比如，以北京中医药大学为依托单位的中医药研究与评价重点实验室、以内蒙古民族大学为依托单位的中药（蒙药）质量控制重点实验室、以青海省药品检验检测院为依托单位的中药（藏药）质量控制重点实验室、以新疆维吾尔自治区药品检验研究院为依托单位的中药（维药）质量控制重点实验室、以西藏自治区食品药品检验研究院为依托单位的中药（藏药）质量控制重点实验室等，旨在为推动中药传承创新发展和药品监管提供技术支撑。

表 3-2　国家药监局首批中药重点实验室名单

序号	实验室名称	依托单位
1	中药质量研究与评价重点实验室	中国食品药品检定研究院
2	中药质量控制重点实验室	上海市食品药品检验研究院
3	中成药质量评价重点实验室	江西省药品检验检测研究院
4	中成药质量评价重点实验室	北京市药品检验研究院
5	中药质量控制重点实验室	湖北省药品监督检验研究院
6	中成药质量评价重点实验室	浙江省食品药品检验研究院
7	中成药质量评价重点实验室	广州市药品检验所
8	中药材及饮片质量控制重点实验室	甘肃省药品检验研究院
9	中药材及饮片质量控制重点实验室	河南省食品药品检验所
10	胶类产品质量评价重点实验室	山东省食品药品检验研究院
11	中药材质量监测评价重点实验室	河北省药品医疗器械检验研究院
12	中成药质量评价重点实验室	四川省药品检验研究院
13	中药材质量监测评价重点实验室	成都市药品检验研究院

表 3-3　国家药监局第二批重点实验室名单

序号	实验室名称	依托单位
1	中医药研究与评价重点实验室	北京中医药大学
2	中医药研究与评价重点实验室	中国中医科学院
3	中药临床研究与评价重点实验室	中国中医科学院西苑医院
4	中药安全研究与评价重点实验室	河南中医药大学
5	中药质量研究与评价重点实验室	深圳市药品检验研究院
6	中医药循证评价重点实验室	天津中医药大学
7	中药质量研究与评价重点实验室	安徽省食品药品检验研究院
8	中药质量研究与评价重点实验室	黑龙江省药品检验研究院
9	海洋中药质量研究与评价重点实验室	青岛市食品药品检验研究院
10	中药（蒙药）质量控制重点实验室	内蒙古民族大学
11	中药（藏药）质量控制重点实验室	青海省药品检验检测院
12	中药材质量监测与评价重点实验室	广西壮族自治区食品药品检验所
13	中药（维药）质量控制重点实验室	新疆维吾尔自治区药品检验研究院
14	中药（藏药）质量控制重点实验室	西藏自治区食品药品检验研究院

四、国际交流与合作

近年来，我国积极与世界卫生组织及其下设的国际草药监管合作组织（IRCH）各成员国（地区）监管部门交流，在国际草药监管合作、标准制定等方面凝聚共识，发挥引领作用，扩大中药/植物药国际标准的认可，提高中药监管在国际社会的话语权。

我国药品监管部门已成为IRCH、西太区草药监管协调论坛（FHH）的发起方和成员方，在国际传统药、草药注册管理中的主导地位逐步增强。五味子、薏苡仁、何首乌等13个中药材标准已被《美国药典》正式采纳，三七、人参、陈皮等66个中药饮片标准被欧洲药典收藏，中药逐步进入国际医药体系。复方丹参滴丸、连花清瘟胶囊、华佗再造丸、通心络胶囊等已获得美国、俄罗斯、加拿大等国外药品监管部门批准开展临床试验或上市。

（一）与IRCH交流合作

IRCH是由世界卫生组织与多国政府发起成立的国际性合作机制，致力于通过完善植物药监管规章，保护并促进公众健康与安全。该机制通过在植物药安全、质量、有效方面的监管经验、信息和知识共享，形成国家/组织相关监管和立法机构的共识，促进和加强成员间合作。

2006年初，IRCH正式成立，中国相关部门是该机制的第一批成员。截至2021年7月，IRCH已有48个成员，涉及43个国家、2个特别行政区及3个区域性组织。IRCH构建了植物药监管的全球合作平台，其国际规模及影响力正在逐步扩大。

中国作为现第二工作组［植物药质量控制（包括标准物质）］［Quality control of herbal materials and products（including reference standards），WG2］主席国，积极主导WG2的各项工作，分别于2015、2016、2018年组织召开了工作小组会议，先后起草了第二小组章程和植物药用化学对照品指导原则、植物药用对照药材指导原则、植物药用对照提取物指导原则，多次在IRCH年会上进行汇报，并提交给世界卫生组织。为更好地推动和管理相关工作，IRCH于2018年开始组织并成立了由中国、日本、印度、德国、匈牙利、巴西、南非7个国家相关部门组成的指导委员会（SG），我方连任2届委员并参加了6次SG会议，组织和规划IRCH的重要工作。

在2021年11月24日至26日举办的IRCH第十三届年会上，我国向来自于41个国家、地区或组织的代表或观察员介绍了2021年中国在促进中药传承创新发展、推进中药审评审批改革、加快中药新药注册审批、开展中药监管国际交流等方面取得的成果。在植物药抗击新型冠状病毒肺炎（COVID-19）的认识与实践研讨环节中，我国分享了传统药物在新冠肺炎疫情中的应用经验，介绍了以化湿败毒颗粒为代表的“三药三方”在中国新冠肺炎疫情中的应用及相应的实验和临床证据。在IRCH第二工作组报告中，我国重点介绍了2021年举办的植物药掺伪打假专题技术交流的情况，并表达了希望继续担任IRCH新第二工作组主席国的愿望。

中国作为植物药的生产和使用大国，通过积极参与并引领国际草药监管合作，扩大了自身影响力。中国代表团在会议上积极与世界卫生组织进行沟通，充分反映我方诉求。通过参加IRCH会议，中国与参会的世界各国/地区/组织草药监管机构加深了彼此的了解，增进了友谊，分享了经验。

（二）与 FHH 交流合作

FHH 是由中国、中国香港、日本、韩国、新加坡、澳大利亚及越南等国家和地区的传统药监管部门于 2002 年 3 月在北京成立的技术性论坛，旨在探讨如何提升草药质量、有效性和安全性，并通过制定标准及技术指引，推动西太区国家和地区在传统药物及草药管理方面的协调发展。FHH 自成立起每年召开一次执委会会议及相关分委会会议。中国药品监管部门作为创始成员方，每年均派代表团出席执委会会议。如今，FHH 已成为我国开展中药国际合作交流的重要平台。

2022 年 1 月 20 日，在第 19 届 FHH 执委会会议暨第 9 届 FHH 国际论坛上，我国监管部门在报告中介绍了中国为建立符合中药特点的审评审批制度在中药注册分类方面的改革创新，以及该体系下中药审评审批取得的进展，并对 FHH 的工作提出了建议。在分委会工作进展介绍环节，我国分享了在中药质量控制与掺假鉴定研究方面的工作进展，并对中药新药注册有关安全性评价、中药新药的监管概况、中药不良反应监测方面的工作进行了详细介绍。

（三）与东盟交流合作

中国—东盟药品合作发展高峰论坛自 2011 年举办以来，逐渐发展为聚焦监管法律政策、鼓励产业创新发展、促进区域产业合作的重要平台。我国坚持开放、合作、共赢的原则，持续深化与东盟各国在药品产业和药品监管领域的合作。

2021 年 9 月 8 日，第六届中国 – 东盟药品合作发展高峰论坛在广西防城港举办。论坛以“强化药品医疗器械监管，共创产业精工智造发展”为主题，探讨药品监管新变革，研究产业发展新机遇，进一步深化中国和东盟国家间药品监管领域的交流与合作。论坛上来自中国与东盟10国及其他国际组织药品医疗器械监管、科研、生产、贸易等领域的政府官员、专家、企业家、学者、行业代表等，就药品监管改革、创新、法治、药品审评、检查、检验、抗击新冠肺炎疫情等方面展开深入交流和探讨。同期还举办了中国–东盟中药材质量标准专题研讨会，与会专家围绕中国–东盟药材交流合作机制、药材质量标准国际互认、医药合作发展、传统药材发展及其在抗击新冠肺炎疫情过程中的宝贵经验等热点开展专题研讨，寻找双边及多边合作发展新契机。

（四）世界卫生组织传统医药合作中心工作

2017年4月7日，世界卫生组织批准中检院中药民族药检定所设立世界卫生组织传统医药合作中心（以下简称合作中心）。2017年7月6日合作中心正式揭牌成立。

在第一任期（2017—2021年）内，合作中心圆满完成了包括植物药标准物质（包括化学对照品、对照药材和对照提取物）技术指南、中药材及饮片检测技术指南、植物药掺伪染色检测技术指南、植物药标本技术指南、植物药中重金属及有害元素残留风险评估、植物药中农药残留风险评估、植物药中黄曲霉毒素残留风险评估等英文指南或文件的起草，植物药用化学对照品标准物质库、对照药材标准物质库、植物药掺伪染色质谱库的建立，代表性植物药标准物质（包括化学对照品、对照药材和对照提取物）的标定等工作，并向世界卫生组织服务提供和安全司传统医学及整合医学部提交了相关研究资料。此外，合作中心还完成了多个世界卫生组织技术文件的全球评议，结合中药安全性风险控制实践和我国中药化药联合临床应用的特点，提出意见和建议，被世界卫生组织采纳。

由于合作中心充分发挥在传统药物（植物药）研究领域的辐射作用，得到了世界卫生组织相关管理部门和官员的高度肯定，2021年4月23日合作中心成功续任。按世界卫生组织规划，合作中心将于2021—2025年在传统药物政策、标准的制定和实施、保障传统药物质量及安全、有效以及加强成员国相关能力建设等方面，为世界卫生组织提供技术支持、信息共享和培训，并按世界卫生组织的安排和要求，为世界卫生组织国际植物（草）药典的编制提供技术支持、实验室服务和专家意见。

2021年9月，合作中心组织举办了植物药掺伪打假线上专题技术交流，与来自44个国家和地区的国际同行分享了我国打击假劣药品的方法与实践，得到参会代表的普遍认可，取得了良好的效果。在新的任期内，合作中心将与世界卫生组织开展广泛、深入的合作，高质量完成各项委托任务，利用世界卫生组织的宣传平台，进一步扩大我国的国际影响力，为促进世界传统药物的科技发展作出新贡献。

五、中药研发及行业动态

（一）中药新药研究

1. 中药新药审批上市情况

2019—2021 年，中药新药临床试验申请、新药上市许可申请受理数量和审评通过数量均呈现出连年增长态势（图 5-1）。

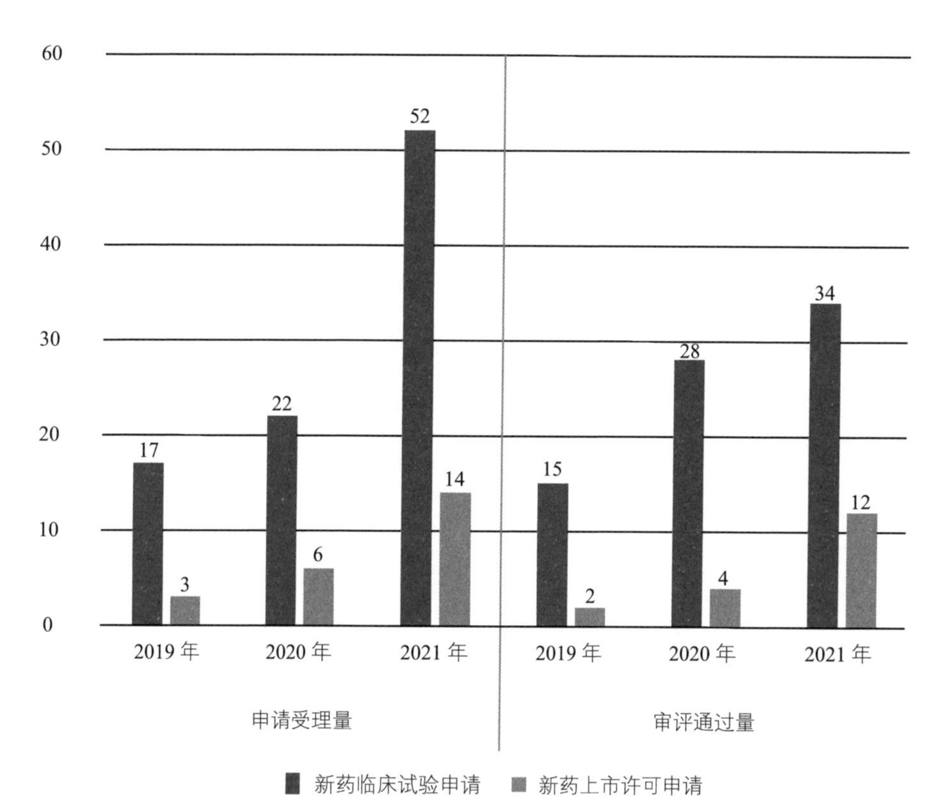

图 5-1　2019—2021 年中药新药临床试验申请和新药上市许可申请情况（个）

2021 年审评通过 47 个创新药，其中 12 个是中药新药，包括中药 1 类创新药 9 个（是 2020 年的 2.25 倍），3.2 类古代经典名方药 3

个，中药新药上市申请批准量创5年来新高。加快确有临床价值的中药新药审评，发挥了中医药在疾病防治中的独特优势。

2. 中药新药注册临床试验现状

2021年新药临床试验登记中，中药登记78项，比2020年增加16.4%，占总登记量的3.8%。其中约90%的中药品种仅开展1项临床试验，开展2项临床试验品种包括芪参益气滴丸、苏孜阿甫片、保妇康栓和人工熊胆粉，其中苏孜阿甫片涉及暂停试验1项，更新方案后重新开展临床试验。近3年数据总体趋势基本一致，均为近90%的品种同年仅开展1项试验。

在78项中药新药临床试验中，注册分类以原6类（包括原6.1类）为主，占比50.0%，其次为补充申请和原5类，分别占比19.2%和7.7%。

在适应证方面，中药新药临床试验主要集中在精神神经、消化、呼吸、心血管和妇科5个领域，约占总体的76.9%，其中精神神经适应证占比最大，为19.2%，消化和呼吸适应证占比相同，均为16.7%。与2020年相比，精神神经适应证中药新药临床试验占比有较大提升，登记数量是2020年的3倍；呼吸和消化适应证仍处于前3位，是中药新药临床试验的重点领域。

根据药物类型对新药试验分期进行分析，中药临床试验主要以Ⅱ期临床试验为主，占比达64.1%。与2020年（9.0%）相比，2021年中药Ⅲ期临床试验占比（18.0%）明显提高。

在特殊人群药物临床试验方面，新增仅在老年人群中开展的临床试验1项，适应证为轻中度阿尔茨海默病；新增仅在儿童人群中开展的临床试验4项，主要以呼吸适应证为主。

2021 年完成（试验状态为“已完成”，且首例知情同意日期和试验完成日期均在 2021 年内）试验 2 项（包括Ⅰ期临床试验 1 项、Ⅱ期临床试验 1 项），主动暂停试验 1 项。

2021 年批准的中药新药均是由“方”变“药”，其转化是“源于临床、回归临床”的生动实践，也意味着中药注册分类改革提出的具有中药特色的注册审评路径逐渐走通。2021 年获批上市的 12 个中药新药中，其中 3 个来源于古代经典古方、8 个是在临床经验方基础上研制而成的（表 5–1）。充分发挥以中医药院士和抗疫临床一线专家为主的特别专家组的指导作用，完成了“三方”的抗疫成果转化，批准清肺排毒颗粒、化湿败毒颗粒、宣肺败毒颗粒上市，彰显了中国特色的抗疫优势，为新冠肺炎治疗提供更多选择。

表 5–1　2021 年批准上市的中药新药处方来源

药品名称	处方来源	注册分类
清肺排毒颗粒	来源于古代经典名方清肺排毒汤	3.2
化湿败毒颗粒	来源于古代经典名方化湿败毒方	3.2
宣肺败毒颗粒	来源于古代经典名方宣肺败毒方	3.2
益肾养心安神片	本品是在临床经验方基础上研制的中药新药复方制剂	1.1
益气通窍丸	本品是在临床经验方基础上研制的中药新药复方制剂	1.1
银翘清热片	本品是在临床经验方基础上研制的中药创新药	1.1
玄七健骨片	本品是基于中医临床经验方研制而成	1.1
芪蛭益肾胶囊	本品是基于中医临床经验方研制而成	1.1
坤心宁颗粒	本品是基于中医临床经验方研制而成	1.1
虎贞清风胶囊	本品是在临床经验方基础上研制的中药创新药	1.1
解郁除烦胶囊	本品是在临床经验方基础上研制的中药创新药，处方根据中医经典著作《金匮要略》记载的半夏厚朴汤和《伤寒论》记载的栀子厚朴汤化裁而来	1.1
七蕊胃舒胶囊	本品是在医疗机构制剂基础上研制的中药创新药	1.1

（二）中药生产企业和经营企业情况

近年来，通过不断改革优化中药监管政策、制度和措施，促进中药产业创新，调动企业活力，我国中药产业快速发展，产业规模和水平显著提升。根据国家药监局发布的《药品监督管理统计年度报告（2020 年）》，截至 2020 年底，全国有效期内生产中成药的企业有 2160 家，占全国药品生产企业总数的 28.1%；中药生产企业 4357 家（其中含中药饮片生产企业 2197 家），占全国药品生产企业总数的 56.7%；专营中药材、中药饮片的药品经营企业有 486 家，其中批发企业 459 家，零售连锁企业 27 家。

据统计，截至 2021 年 12 月 31 日，全国共有中成药生产企业 2225 家，中药饮片生产企业 2023 家，已完成上市备案的中药配方颗粒生产企业 40 家。

（三）中成药制造行业发展情况

中药饮片、中药材与中成药构成了中药产业的三大支柱。中成药制造是我国独有的医药子行业。目前，中药已从丸、散、膏、丹等传统剂型，发展到滴丸、片剂、膜剂、胶囊等 40 多种剂型，中药产品生产工艺水平有了很大提高，基本建立了以药材生产为基础、工业为主体、商业为纽带的现代中药产业体系。

全国医药工业统计显示，2021 年我国中药工业稳步增长，全年营业收入达到 6919 亿元人民币，同比增长 12.4%。分季度来看，中药工业营业收入均在 1500 亿元以上，保持平稳增长态势。其中，第四季度收入超过 2000 亿元（图 5–2），是 2018 年以来单季营业收入最高的，增幅继第三季度降至个位数之后重新回到两位数，展现出良好的增长态势。

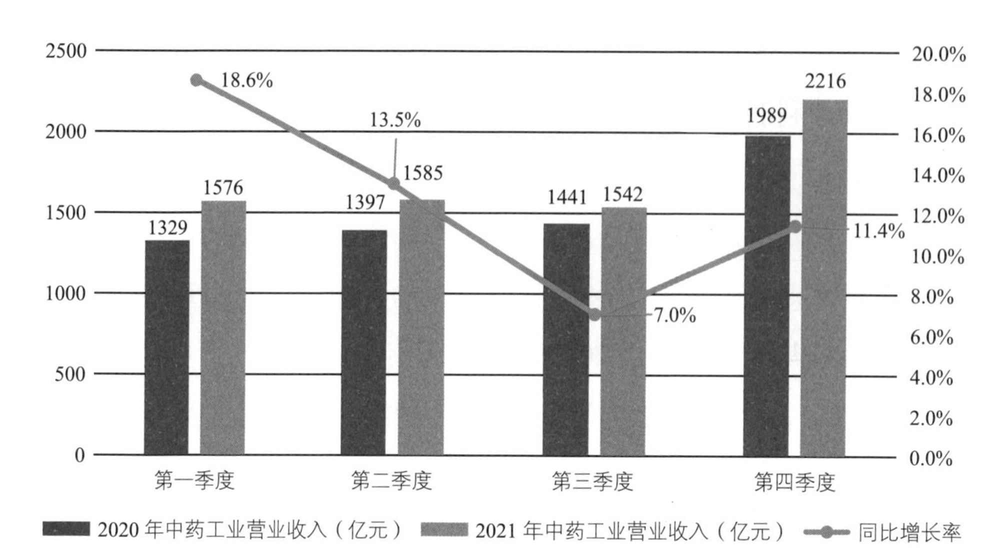

图 5-2 2020 年和 2021 年中药工业营业收入对比情况

2021 年中药工业利润总额为 1005 亿元，同比增长 37.1%，虽然第三季度利润增幅有所放缓，但第四季度利润突破 400 亿、同比增长 70.9%（图 5-3）。

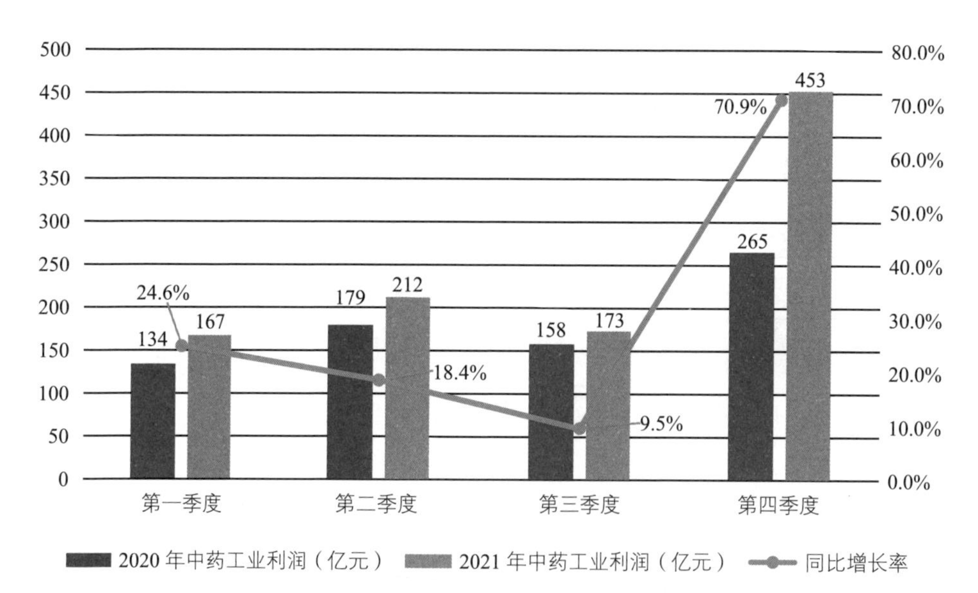

图 5-3 2020 年和 2021 年中药工业利润对比情况

2021 年中成药营业收入 4862 亿元，同比增长 11.8%（图 5-4）；

利润总额为 755 亿元，同比增长 23.2%（图 5–5）。中成药实现全年营业收入和利润双增长，尤其是利润总额增幅突破 20%，反映了整个中成药行业良好的增长态势。

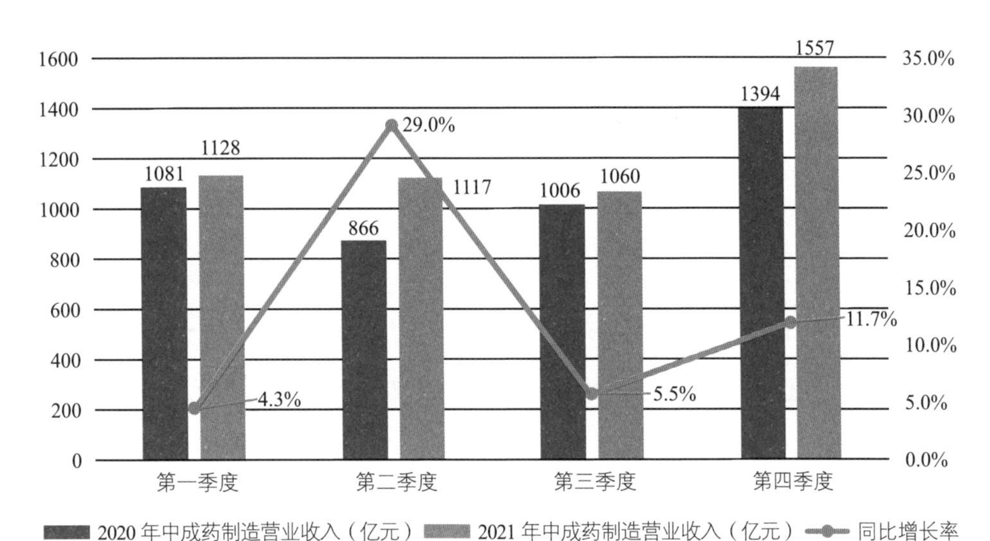

图 5–4　2020 年和 2021 年中成药制造营业收入对比情况

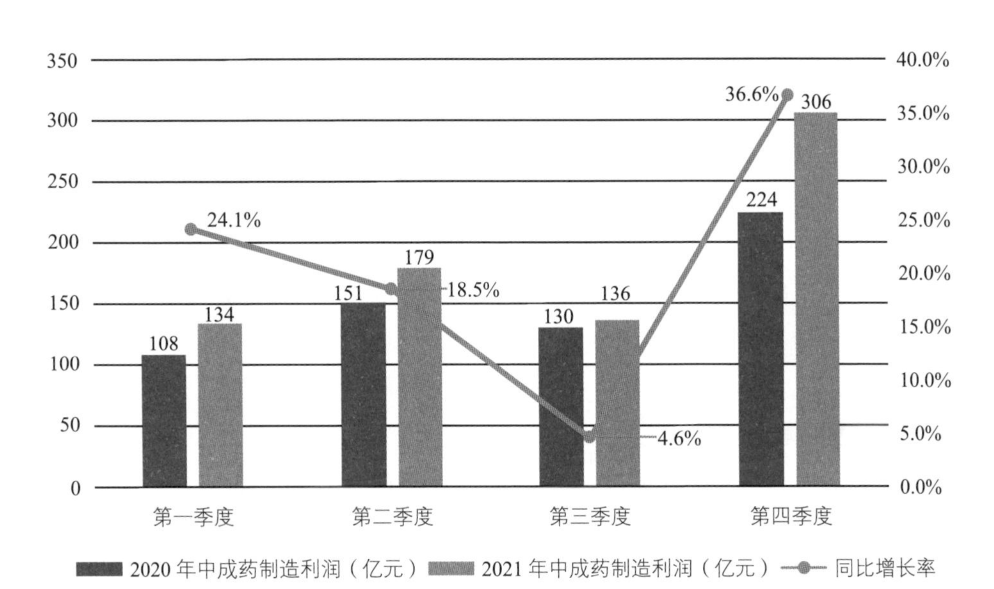

图 5–5　2020 年和 2021 年中成药制造利润对比情况

截至目前，我国已有中药制剂 8670 个品种。近两年，安宫牛黄丸、六味地黄丸等一大批传统中药名方得到有效继承发扬，在此基础上，苏黄止咳胶囊、金花清感颗粒、桑枝总生物碱片等一批治疗定位准、临床价值大的中药新药获批上市，既满足了公众临床用药需求，又带动了中药产业升级、提高了中药企业竞争力，形成企业新的经济增长点。

（四）中药饮片加工行业发展情况

中药饮片是中医临床辨证施治必需的传统武器，也是中成药的重要原料，在医疗机构、药店广泛使用，处于整个中药产业链的核心位置。2021 年中药饮片行业营业收入第一次跨过 2000 亿元大关，达 2057 亿元，同比增长 13.7%（图 5-6）；利润总额实现翻倍增长，达 249 亿元，同比增长 102%（图 5-7）。

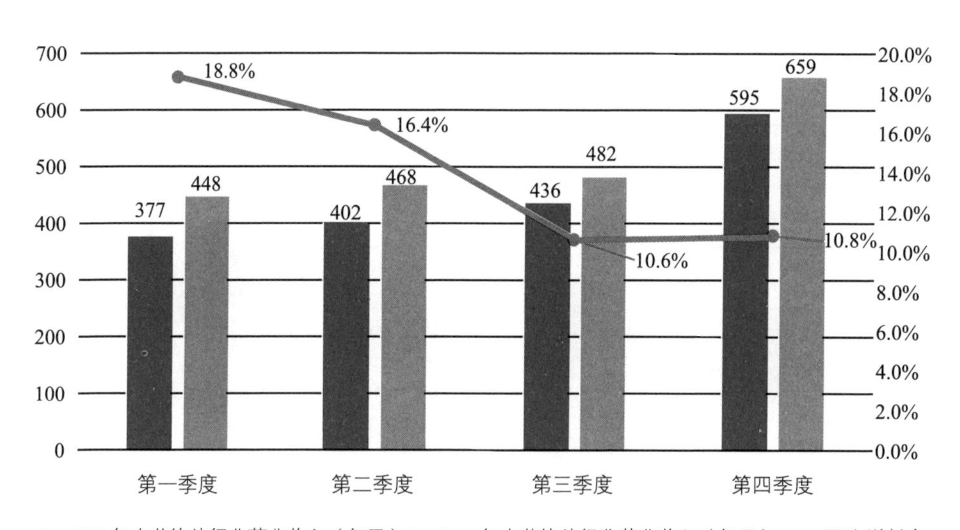

图 5-6　2020 年和 2021 年中药饮片行业营业收入对比情况

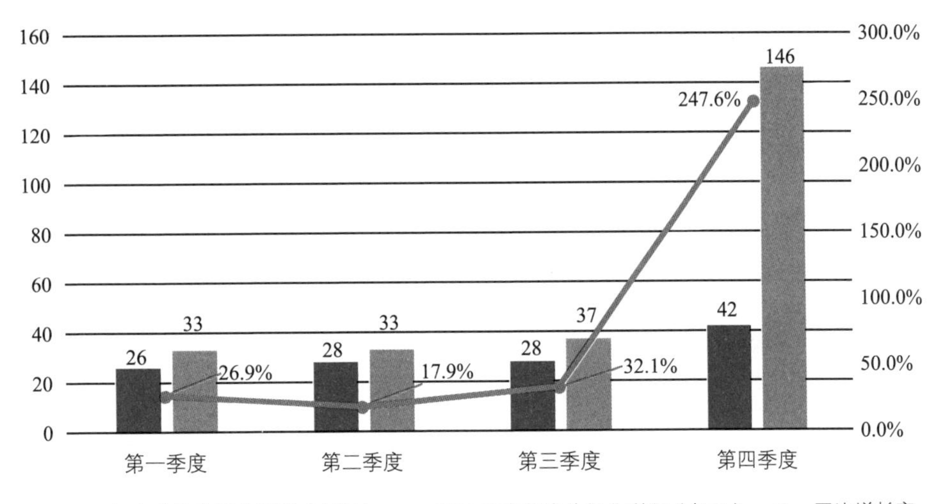

图 5-7　2020 年和 2021 年中药饮片行业利润对比情况

中药饮片的质量控制一直是业界关注的重点，在监管日益严格的环境下，中药饮片企业必然经受优胜劣汰的洗礼。2018 年 8 月，国家药监局印发《中药饮片质量集中整治工作方案》，决定在全国范围内开展为期一年的中药饮片质量集中整治，重点举措包括：严厉查处中药饮片违法违规行为，严厉查处中药饮片生产、流通环节违法违规行为；加快完善符合中药饮片特点的技术管理体系，严格中药饮片生产企业准入标准，严格核定中药饮片企业炮制范围。在国家强力监管下，中药饮片违法违规生产经营行为得到有效遏制，中药饮片质量水平稳步上升。国家抽检数据显示，中药饮片国家抽检不合格占比持续下降，中药材质量的不断提高将有力推动中药材产业升级。

2021 年 2 月，国家药监局、国家中医药管理局、国家卫生健康委员会、国家医疗保障局共同发布《关于结束中药配方颗粒试点工作的公告》，以规范中药配方颗粒的生产，更好地满足中医临床需求。中药配方颗粒的质量监管纳入中药饮片管理范畴，因此中药配方颗粒具有传统中药饮片所享有的一些政策红利，促使更多中药企业开始参与中药配方颗粒的研发与生产，对于中药配方颗粒的发展起到了极大的促进作用，拉动了中药饮片行业全年业绩大幅增长。《中药配方颗粒质量控制及标准制定技术要求》与公告同步发布，2021 年共颁布了 196 个中药配方颗粒国家药品标准，各地省级中药配方颗粒标准陆续发布，坚持用最严谨的标准强化中药配方颗粒的整体质量控制水平，推动行业健康有序发展。

（五）中药类商品进出口概况

据海关总署统计，2018—2021 年我国中药材（含中式成药）出口额和出口量分别为 72.7 亿元、81.2 亿元、83.6 亿元、81.9 亿元，12.8 万吨、13.3 万吨、14.4 万吨、13.7 万吨（图 5-8）。2021 年我国中药材及中式成药出口额同比下降 2.0%，出口量同比下降 4.8%。

2019 年以来，受外部不稳定不确定因素增多、全球经济下行压力加大影响，我国外贸整体增长放缓。在国家系列促进外贸、稳定增长措施的作用下，我国医药行业企业攻坚克难，有效应对严峻复杂环境变化。2021 年中药类产品出口额和出口量比 2020 年有所下降，但相比 2019 年仍有一定增长。

中药材依旧占据中药类产品出口大头，2021 年全年出口额 62.1 亿元，受疫情、国内外政策、产品价格下降等多重因素叠加影响，较 2020 年同比下降 5.2%。中式成药在 2021 年出口贸易中表现亮眼，全年出口额达到 19.7 亿元，其出口强劲增长的主要原因是价格上涨，出口额同比增长 9.4%。

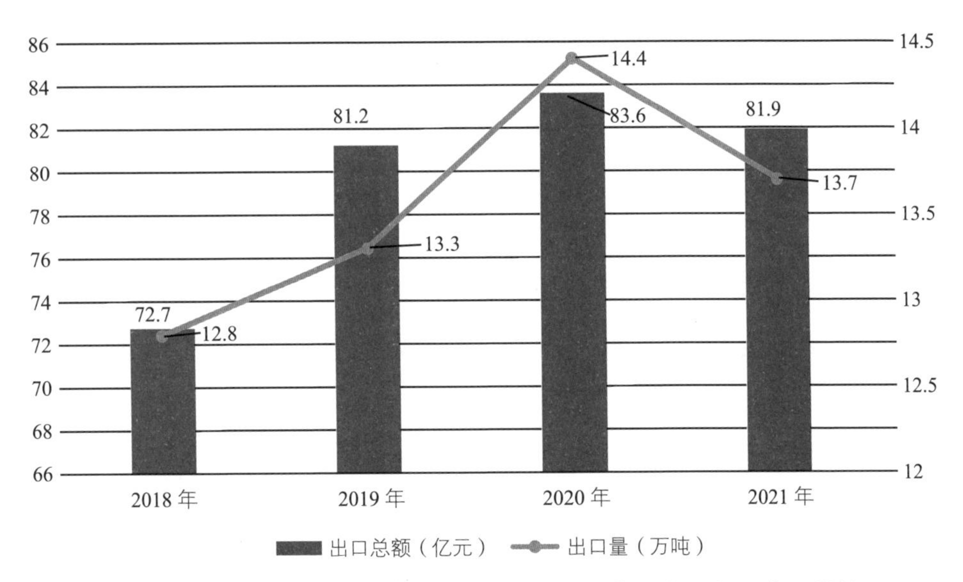

图 5-8　2018—2021 年我国中药材（含中式成药）出口额和出口量情况

2021 年我国中药材进口额为 3.05 亿美元，是 2020 年进口额的 1.5 倍；进口量为 6.77 万吨，比 2020 年同期下降 0.5%，进口中药材价格显著提高（图 5-9）。

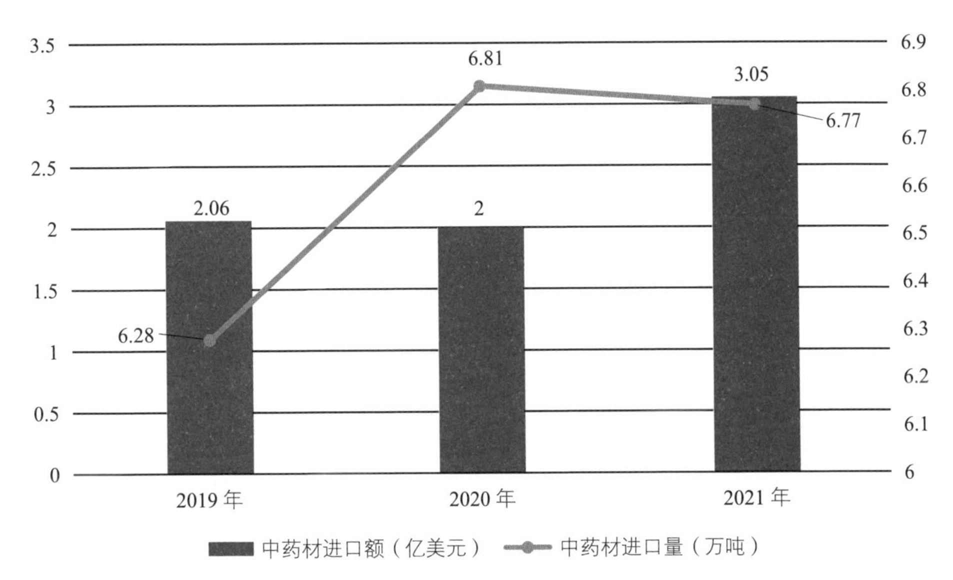

图 5-9　2019—2021 年我国中药材进口情况

六、结语：一起向未来

当前，随着经济社会发展和生活水平提高，人民群众更加重视生命安全和健康质量。更好满足人民群众健康需求、有效应对多种健康挑战，迫切需要加快推进中医药事业发展，更好地发挥其在健康中国建设中的独特优势。

在国家政策大力推动下，中药产业不断创新发展，挖掘瑰宝、传承精华，从“三药三方”有效转化到中药新药获批数量首次突破两位数，从丸散膏丹走向现代规模制造，中药现代化、产业化进程不断加速，推动中药高质量发展、走向世界。

中药传承创新发展迎来天时、地利、人和的大好时机，中药行业迎来巨大发展机遇。“十四五”时期，加快构建符合中药特点的审评审批制度体系，强化中药质量安全监管，将持续激发中药新药研发活力、助力中药传承创新发展、推动中药走向世界，让中药这一民族瑰宝大放异彩、惠及世界。让我们携手同行，共赴中医传承创新发展之约，共同迎接中药行业发展的美好未来！

附 录

附表 1　2020 年发布的中药技术指导原则

序号	指导原则名称	发布时间
1	真实世界证据支持药物研发与审评的指导原则（试行）	2020.01.07
2	中药新药用药材质量控制研究技术指导原则（试行）	2020.10.12
3	中药新药用饮片炮制研究技术指导原则（试行）	2020.10.12
4	中药新药质量标准研究技术指导原则（试行）	2020.10.12
5	中药新药研究各阶段药学研究技术指导原则（试行）	2020.11.04
6	中药均一化研究技术指导原则（试行）	2020.11.05
7	中药新药研究过程中沟通交流会的药学资料要求（试行）	2020.11.10
8	药品附条件批准上市技术指导原则（试行）	2020.11.19
9	中药复方制剂生产工艺研究技术指导原则（试行）	2020.11.27
10	中药生物效应检测研究技术指导原则（试行）	2020.12.17
11	中药新药用于慢性便秘临床研究技术指导原则	2020.12.31
12	中药新药用于糖尿病肾脏疾病临床研究技术指导原则	2020.12.31

附表 2　中药保护品种列表

序号	药品名称	药品批准文号	保护品种编号	生产企业	保护起始日	保护终止日
1	丹黄祛瘀胶囊	国药准字Z20026010	ZYB2072016018	吉林龙鑫药业有限公司	2017.01.13	2024.01.13
2	云南白药	国药准字Z53020798	ZYB11020160170	云南白药集团股份有限公司	2016.11.07	2025.08.18
3	云南白药胶囊	国药准字Z53020799	ZYB11020160160	云南白药集团股份有限公司	2016.11.07	2025.08.18
4	结石康胶囊	国药准字Z20033289	ZYB20720160150	河南羚锐制药股份有限公司	2016.11.07	2022.06.20

续表

序号	药品名称	药品批准文号	保护品种编号	生产企业	保护起始日	保护终止日
5	麝香通心滴丸	国药准字Z20080018	ZYB2072016014	内蒙古康恩贝药业有限公司圣龙分公司	2017.01.13	2024.01.13
6	红花逍遥片	国药准字Z20090403	ZYB2072015025-1	浙江康德药业集团股份有限公司	2016.12.27	2023.01.18
7	济泰片	国药准字Z20020046	ZYB2072014040-1	湖北炎黄本草药业有限公司	2020.02.05	2021.12.25
8	灯盏花素滴丸	国药准字Z20110013	ZYB2072018002-1	贵州信邦制药股份有限公司	2020.02.05	2025.02.24
9	紫龙金片	国药准字Z20010064	ZYB20720200020	天津中新药业集团股份有限公司隆顺榕制药厂	2020.02.05	2026.06.20
10	芪龙胶囊	国药准字Z20000097	ZYB20720200030	济宁华能制药厂有限公司	2020.02.05	2024.11.05
11	天丹通络胶囊	国药准字Z20010029	ZYB20720190040	山东凤凰制药股份有限公司	2019.10.09	2024.11.05
12	生血宁片	国药准字Z20030088	ZYB20720190050	武汉联合药业有限责任公司	2019.10.09	2026.03.20
13	妇科断红饮胶囊	国药准字Z20090713	ZYB2072020001	株洲千金药业股份有限公司	2020.03.16	2027.03.16
14	血栓通胶囊	国药准字Z20025972	ZYB2072014023	哈尔滨珍宝制药有限公司	2014.05.04	2021.05.04
15	乌灵胶囊	国药准字Z19990048	ZYB20720140040	浙江佐力药业股份有限公司	2014.02.24	2020.09.29
16	九味镇心颗粒	国药准字Z20080008	ZYB2072014020	北京北陆药业股份有限公司	2014.05.04	2021.05.04
17	小儿七星茶口服液	国药准字Z20050862	ZYB2072014003	中山市恒生药业有限公司	2014.05.04	2021.05.04
18	芪丹通脉片	国药准字Z20090252	ZYB2072014008	山西太行药业股份有限公司	2014.05.04	2021.05.04
19	乌杞调脂口服液	国药准字Z20080015	ZYB2072013014	黑龙江金九药业股份有限公司	2013.09.06	2020.09.06

续表

序号	药品名称	药品批准文号	保护品种编号	生产企业	保护起始日	保护终止日
20	桂枝颗粒	国药准字Z20010011	ZYB20720150120	山西太行药业股份有限公司	2015.07.06	2020.09.29
21	救心丸	国药准字Z34021069	ZYB20720150030	华佗国药股份有限公司	2015.03.02	2020.09.29
22	健脑补肾口服液	国药准字Z37020805	ZYB20720140440	华润三九（临清）药业有限公司	2014.12.09	2020.10.29
23	参芪健胃颗粒	国药准字Z32020662	ZYB20720150011	江苏中兴药业有限公司	2015.12.23	2020.12.20
24	祖卡木颗粒	国药准字Z65020179	ZYB20720150040	新疆维吾尔药业有限责任公司	2015.03.02	2020.12.20
25	祖卡木颗粒	国药准字Z20063086	ZYB20720150041	新疆银朵兰维药股份有限公司	2015.03.02	2020.12.20
26	参芪健胃颗粒	国药准字Z10983120	ZYB20720150010	河南辅仁堂制药有限公司	2015.01.26	2020.12.20
27	祖卡木颗粒	国药准字Z20054213	ZYB20720150042	新疆奇康哈博维药股份有限公司	2015.03.02	2020.12.20
28	百乐眠胶囊	国药准字Z20020131	ZYB20720140450	扬子江药业集团有限公司	2014.12.09	2020.12.20
29	妇科千金胶囊	国药准字Z20020024	ZYB20720150130	株洲千金药业股份有限公司	2015.07.06	2021.03.22
30	橘红胶囊	国药准字Z20010005	ZYB20720140460	四川美大康药业股份有限公司	2014.12.09	2021.03.22
31	当归芍药颗粒	国药准字Z20000023	ZYB2072015008	湖北虎泉药业有限公司	2015.07.06	2022.07.06
32	舒安卫生栓	国药准字Z20000132	ZYB2072015010	深圳市佳泰药业股份有限公司	2015.07.06	2022.07.06
33	海昆肾喜胶囊	国药准字Z20030052	ZYB2072015005	吉林省辉南长龙生化药业股份有限公司	2015.07.06	2022.07.06
34	尿清舒颗粒	国药准字Z20026440	ZYB2072015009	广州一品红制药有限公司	2015.07.06	2022.07.06

续表

序号	药品名称	药品批准文号	保护品种编号	生产企业	保护起始日	保护终止日
35	红药气雾剂	国药准字Z21021527	ZYB20720160010	沈阳红药精诚药业有限公司	2016.01.25	2021.10.24
36	复方芩兰口服液	国药准字Z20026049	ZYB2072014047	黑龙江珍宝岛药业股份有限公司	2015.07.06	2022.07.06
37	红花逍遥片	国药准字Z20080299	ZYB2072015025	江西普正制药有限公司	2016.01.18	2023.01.18
38	缩泉胶囊	国药准字Z19991039	ZYB20720150020	湖南汉森制药股份有限公司	2015.02.10	2022.01.11
39	蒲苓盆炎康颗粒	国药准字Z20050264	ZYB2072016005	翔宇药业股份有限公司	2016.07.19	2023.07.19
40	连参通淋片	国药准字Z20090045	ZYB2072014048	神威药业集团有限公司	2015.07.06	2022.07.06
41	清热止咳颗粒	国药准字Z20000016	ZYB20720150150	漳州片仔癀药业股份有限公司	2015.08.12	2022.01.11
42	芪黄通秘软胶囊	国药准字Z20090050	ZYB2072015006	神威药业集团有限公司	2015.07.06	2022.07.06
43	芪麝丸	国药准字Z20090978	ZYB2072015014	上海黄海制药有限责任公司	2016.01.18	2023.01.18
44	扶正化瘀胶囊	国药准字Z20020073 国药准字Z20020074	ZYB2072016008	上海黄海制药有限责任公司	2016.07.19	2023.07.19
45	板蓝清热颗粒	国药准字Z20059001	ZYB2072015016	昆明中药厂有限公司	2016.01.18	2023.01.18
46	穿心莲内酯滴丸	国药准字Z20040078	ZYB20720150240	天士力制药集团股份有限公司	2015.12.09	2022.04.19
47	通络祛痛膏	国药准字Z20000065	ZYB2072015026	河南羚锐制药股份有限公司	2016.01.18	2023.01.18
48	肾宝片	国药准字Z20080627	ZYB2072015027	江西汇仁药业有限公司	2016.01.18	2023.01.18
49	注射用丹参多酚酸	国药准字Z20110011	ZYB2072016002	天津天士力之骄药业有限公司	2016.07.19	2023.07.19

续表

序号	药品名称	药品批准文号	保护品种编号	生产企业	保护起始日	保护终止日
50	荣心丸	国药准字Z10970095	ZYB20720150200	上海玉丹药业有限公司	2015.12.02	2022.06.20
51	复方川芎胶囊	国药准字Z20000035	ZYB20720150190	山东凤凰制药股份有限公司	2015.10.22	2022.06.20
52	麝香追风止痛膏	国药准字Z20027408	ZYB2072015017	重庆希尔安药业有限公司	2016.01.18	2023.01.18
53	甘桔冰梅片	国药准字Z20026258	ZYB2072015021	重庆华森制药有限公司	2016.01.18	2023.01.18
54	跌打七厘片	国药标准字Z20027418（素片）；国药标准字Z20143029（薄膜衣片）	ZYB2072015018	重庆希尔安药业有限公司	2016.01.18	2023.01.18
55	蒲元和胃胶囊	国药标准字Z20090720	ZYB2072016003	青岛华仁太医药业有限公司	2016.07.19	2023.07.19
56	注射用血塞通（冻干）	国药准字Z20026437	ZYB2072016006	哈尔滨珍宝制药有限公司	2016.07.19	2023.07.19
57	儿泻停颗粒	国药准字Z19990025	ZYB2072016004	合肥华润神鹿药业有限公司	2016.07.19	2023.07.19
58	注射用血塞通（冻干）	国药准字Z20026438	ZYB2072016006-1	昆药集团股份有限公司	2016.07.19	2023.07.19
59	胆舒胶囊	国药准字Z20026078	ZYB2072015022	四川济生堂药业有限公司	2016.01.18	2023.01.18
60	宣肺止嗽合剂	国药准字Z20050288	ZYB2072016009	甘肃普安制药股份有限公司	2016.07.19	2023.07.19
61	馥感啉口服液	国药准字Z20025275	ZYB2072015028	广州一品红制药有限公司	2016.01.18	2023.01.18
62	丹益片	国药准字Z20110051	ZYB2072015029	重庆巨琪诺美制药有限公司	2016.01.18	2023.01.18
63	小儿石蔻散	国药准字Z20090041	ZYB2072015030	乌兰浩特中蒙制药有限公司	2016.01.18	2023.01.18
64	复方黄柏液涂剂	国药准字Z10950097	ZYB2072016007	山东汉方制药有限公司	2016.07.19	2023.07.19

续表

序号	药品名称	药品批准文号	保护品种编号	生产企业	保护起始日	保护终止日
65	生血宝合剂	国药准字Z20050770	ZYB2072016010	清华德人西安幸福制药有限公司	2016.07.19	2023.07.19
66	银杏叶滴丸	国药准字Z20040071	ZYB20720150230	万邦德制药集团股份有限公司	2015.12.09	2022.01.11
67	消银胶囊	国药准字Z20000110	ZYB20720140350	陕西摩美得制药有限公司	2014.07.22	2020.09.29
68	加味藿香正气软胶囊	国药准字Z20020142	ZYB20720140340	江苏康缘药业股份有限公司	2014.07.22	2020.09.29
69	荆花胃康胶丸	国药准字Z10970067	ZYB20720140280	天士力制药集团股份有限公司	2014.06.06	2020.12.20
70	复方玄驹胶囊	国药准字Z20060462	ZYB20720140430	浙江施强制药有限公司	2014.10.30	2020.12.20
71	痰热清注射液	国药准字Z20030054	ZYB2072014042	上海凯宝药业股份有限公司	2014.12.25	2021.12.25
72	济泰片	国药准字Z20044197	ZYB2072014040	上海中药制药技术有限公司	2014.12.25	2021.12.25
73	麻黄止嗽胶囊	国药准字Z20090079	ZYB2072014041	陕西开元制药有限公司	2014.12.25	2021.12.25
74	参一胶囊	国药准字Z20030044	ZYB2072013019	吉林亚泰制药股份有限公司	2013.09.06	2020.09.06
75	消瘿丸	国药准字Z20100057	ZYB2072013008	雷允上药业有限公司	2013.09.06	2020.09.06
76	芪明颗粒	国药准字Z20090036	ZYB2072013017	浙江万晟药业有限公司	2013.09.06	2020.09.06
77	舒咽清喷雾剂	国药准字Z20040137	ZYB2072014026	桂林三金药业股份有限公司	2014.12.25	2021.12.25
78	防风通圣颗粒	国药准字Z20174069	ZYB2072014027	山东润中药业有限公司	2014.12.25	2021.12.25
79	延参健胃胶囊	国药准字Z20120004	ZYB2072014029	天圣制药集团股份有限公司	2014.12.25	2021.12.25
80	黄葵胶囊	国药准字Z19990040	ZYB2072014032	江苏苏中药业集团股份有限公司	2014.12.25	2021.12.25

续表

序号	药品名称	药品批准文号	保护品种编号	生产企业	保护起始日	保护终止日
81	活血止痛软胶囊	国药准字Z20080118	ZYB2072014038	湖北惠海希康制药有限公司	2014.12.25	2021.12.25
82	益肾壮阳膏	国药准字Z20050273	ZYB2072013018	海南新天夫药业有限公司	2013.09.06	2020.09.06
83	连花清瘟胶囊	国药准字Z20040063	ZYB2072013012	石家庄以岭药业股份有限公司	2013.09.06	2020.09.06
84	喘络通胶囊	国药准字Z20025126	ZYB2072014002	云南滇中药业有限公司	2014.05.04	2021.05.04
85	热毒宁注射液	国药准字Z20050217	ZYB2072013026	江苏康缘药业股份有限公司	2014.05.04	2021.05.04
86	脑心通胶囊	国药准字Z20025001	ZYB2072014014	陕西步长制药有限公司	2014.05.04	2021.05.04
87	山蜡梅叶颗粒	国药准字Z20027113	ZYB2072014037	江西佑美制药有限公司	2014.12.25	2021.12.25
88	花芪胶囊	国药准字Z20090745	ZYB2072014025	贵州信邦制药股份有限公司	2014.12.25	2021.12.25
89	牙痛停滴丸	国药准字Z20060019	ZYB2072014039	天津中新药业集团股份有限公司第六中药厂	2014.12.25	2021.12.25
90	黑加仑油软胶囊	国药准字Z20020128	ZYB2072014030	黑龙江天赐康制药有限公司	2014.12.25	2021.12.25
91	鲜益母草胶囊	国药准字Z20080052	ZYB2072014031	浙江大德药业集团有限公司	2014.12.25	2021.12.25
92	灵莲花颗粒	国药准字Z20090711	ZYB2072014021	浙江佐力药业股份有限公司	2014.05.04	2021.05.04
93	复方珍珠口疮颗粒	国药准字Z20010031	ZYB2072014024	四川美大康药业股份有限公司	2014.12.25	2021.12.25
94	复方斯亚旦生发酊	国药准字Z65020167	ZYB20720170040	新疆维吾尔药业有限责任公司	2017.05.08	2021.03.13
95	丹蒌片	国药准字Z20050244	ZYB2072017002	吉林康乃尔药业有限公司	2017.07.18	2024.07.18
96	苁蓉益肾颗粒	国药准字Z20030099	ZYB20720170010	内蒙古兰太药业有限责任公司	2017.01.20	2023.11.26

续表

序号	药品名称	药品批准文号	保护品种编号	生产企业	保护起始日	保护终止日
97	腰痹通胶囊	国药准字Z20010045	ZYB20720170030	江苏康缘药业股份有限公司	2017.04.11	2023.11.26
98	红花逍遥片	国药准字Z20090668	ZYB2072015025-2	吉林吉春制药股份有限公司	2017.05.08	2023.01.18
99	消渴清颗粒	国药准字Z20080034	ZYB20720170050	天士力制药集团股份有限公司	2017.06.20	2023.11.26
100	九味熄风颗粒	国药准字20150075	ZYB2072018007	江苏康缘药业股份有限公司	2018.10.29	2025.10.29
101	归柏化瘀胶囊	国药准字Z20120033	ZYB2072018008	南京正大天晴制药有限公司	2018.10.29	2025.10.29
102	芪参益气滴丸	国药准字Z20030139	ZYB20720170060	天士力制药集团股份有限公司	2017.06.20	2023.11.26
103	百合固金片	国药准字Z20050219	ZYB2072017007	广州诺金制药有限公司	2017.07.18	2024.07.18
104	片仔癀	国药准字Z35020243	ZYB11020180010	漳州片仔癀药业股份有限公司	2018.02.07	2024.09.15
105	结肠宁	国药标准字Z10890022	ZYB2072017008	九芝堂股份有限公司	2017.11.21	2024.11.21
106	灯盏花素滴丸	国药准字Z20080076	ZYB2072018002	南昌弘益药业有限公司	2018.02.24	2025.02.24
107	金天格胶囊	国药准字Z20030080	ZYB2072017012	金花企业（集团）股份有限公司西安金花制药厂	2018.02.24	2025.02.24
108	百合更年安颗粒	国药准字Z20040036	ZYB20720180030	北京同仁堂科技发展股份有限公司制药厂	2018.02.07	2023.11.26
109	复方益母胶囊	国药准字Z20030006	ZYB20720180040	翔宇药业股份有限公司	2018.02.07	2023.11.26
110	金嗓开音胶囊	国药准字Z20020058	ZYB20720170100	西安碑林药业股份有限公司	2017.11.09	2024.02.26
111	降脂通络软胶囊	国药准字Z20040032	ZYB20720170090	神威药业集团有限公司	2017.08.23	2024.02.26

续表

序号	药品名称	药品批准文号	保护品种编号	生产企业	保护起始日	保护终止日
112	通络生骨胶囊	国药准字Z20040001	ZYB20720170140	浙江海正药业股份有限公司	2017.12.11	2024.02.26
113	龙香平喘胶囊	国药准字Z20030138	ZYB2072017011	山东华信制药集团股份有限公司	2018.02.24	2025.02.24
114	骨参片	国药准字Z20100042	ZYB2072018005	武汉科兴医药科技开发有限公司	2018.02.24	2025.02.24
115	四磨汤口服液	国药准字Z20025044	ZYB2072017013	湖南汉森制药股份有限公司	2018.02.24	2025.02.24
116	安络化纤丸	国药准字Z20010098	ZYB20720190010	森隆药业有限公司	2019.01.15	2024.08.03
117	养血清脑丸	国药准字Z20063808	ZYB20720190020	天士力医药集团股份有限公司	2019.01.15	2025.04.03
118	百合固金片	国药准字Z20090800	ZYB2072017007-1	广东万方制药有限公司	2019.01.15	2024.07.18
119	复方木尼孜其颗粒	国药准字Z65020166	ZYB2072019003	新疆维吾尔药业有限责任公司	2019.05.20	2026.05.20
120	抗病毒颗粒	国药标准字Z20070007、国药准字Z20010127	ZYB2072018006	四川光大制药有限公司	2018.08.31	2025.08.31
121	健脾止泻宁颗粒	国药准字Z20026356	ZYB2072016021	重庆希尔安药业有限公司	2017.01.13	2024.01.13
122	和血明目片	国药准字Z20025067（糖衣片）；国药准字Z20073062（薄膜衣片）	ZYB2072016020	西安碑林药业股份有限公司	2017.01.13	2024.01.13
123	注射用红花黄色素	国药准字Z20050594	ZYB2072016019-1	山西德元堂药业有限公司	2017.01.13	2024.01.13
124	注射用红花黄色素	国药准字Z20050146	ZYB2072016019	浙江永宁药业股份有限公司	2017.01.13	2024.01.13
125	芪参胶囊	国药准字Z20044445	ZYB2072020005	上海凯宝新谊（新乡）药业有限公司	2020.10.16	2027.10.16

续表

序号	药品名称	药品批准文号	保护品种编号	生产企业	保护起始日	保护终止日
126	银杏酮酯滴丸	国药准字Z20050393	ZYB20720200100	浙江九旭药业有限公司	2020.12.28	2027.05.09
127	治咳川贝枇杷滴丸	国药准字Z20010128	ZYB20720200080	天津中新药业集团股份有限公司第六中药厂	2020.11.06	2026.06.20
128	葛酮通络胶囊	国药准字Z20060439	ZYB20720200090	安徽九方制药有限公司	2020.11.06	2026.12.20
129	炎消迪娜儿糖浆	国药准字Z65020183	ZYB20720200040	新疆维吾尔药业有限责任公司	2020.10.10	2024.11.05
130	舒脑欣滴丸	国药准字Z20050041	ZYB20720200060	天津中新药业集团股份有限公司第六中药厂	2020.10.10	2026.06.20
131	参七心疏胶囊	国药准字Z20025482	ZYB2072020007	云南永孜堂制药有限公司	2020.10.16	2027.10.16